WAC BUNKO

「脳をうまく働かせる人」の習慣力

石浦章一

JN320376

WAC

「脳をうまく働かせる人」の習慣力◉目次

第4章　集中力がつく脳の喜ばせ方

第5章　記憶力を高める脳活用法

第8章 「喜んで働く脳」のつくり方

第9章 年代別、脳が喜ぶ学習法

編集協力／荒井敏由紀
装幀／神長文夫
イラスト／星野真之

プロローグ

勉強、仕事で脳が喜ぶ習慣をつける

◎脳が喜べば勉強も仕事も上達する

どうすれば、勉強や仕事に今以上に意欲的に取り組むことができるようになり、勉強や仕事の能率を上げることができるようになるのか。みなさん、大いに関心があることと思います。

学生なら勉強、ビジネスマンなら仕事がどんどん効率よくできるようになることが第一でしょう。学生のうちは、勉強などは社会に出て働くようになれば、もう縁は切れると思うかもしれません。

しかし、社会に出ても、仕事に関係する分野の勉強は必要ですし、また直接仕事にかかわらなくても、本を読んだり学んだりしなければならないことはいくらでも出てきます。そういう意味では、一生学び続ける必要があります。

もちろん、勉強が好きで仕事が大好きという方もいるでしょう。そういう人は、あまり勉強や仕事の仕方について悩むことはないかもしれません。好きであれば、たいていは、それなりに能率よくできるはずです。

それでも、もっと覚えがよくならないか、もっと速く本が読めるようにならないか、もっと創造力、発想力が発揮できるようにならないかなど、自分に求めることはいくらでもあるものです。熱心であればあるほど、自分に対する要求水準も高くなるものです。

勉強や仕事のやり方に悩んでいる人はもちろんのこと、今現在、それなりにこなすことができている人も、もっと効率よく力が発揮できるようになりたいと思っているでしょう。だからこそ、少しでも脳が活発に働くようにならないだろうかと、脳関係の本などを読む方が多いのでしょう。

今回、この本は、「そうした読者のニーズにこたえるような本ができないだろうか」という出版社の意図を汲んで書きはじめたものです。

狙いとしては、脳が喜ぶように勉強や仕事ができるようになれば、楽しく勉強や仕事に取り組むことができて、勉強、仕事の能率が上がり効果が上がるのではないかというわけです。ずいぶんと欲張った狙いです。

そうした狙いのもとには、やはり勉強や仕事は大変なもの、つらいものということがあるのでしょう。勉強や仕事をすることには、それなりにハードルが高いことは確かです。しかし、その思い込みを変えることはできるのです。

◎勉強、仕事を嫌いにならない

世の中には、勉強や仕事はつらいもの、大変なものだけれど、やらなければいけないものという考え方が根強くあります。学生は勉強するのが義務であり、社会人になれば、生活していくのに仕事をしなければならないのは当然でしょう。

どうせやらなければならないことであれば、できれば楽しくできるに越したことはありません。さらには勉強ができて成績がいいほうがいいし、仕事もできるほうがいいのは、言うまでもないことです。

人間は怠惰な面もありますが、つねに進歩、向上を目指す存在です。だからこそ、今のような文明を築くことができたと言えるでしょう。科学技術の進歩に対して、「果たして人間はそれで昔よりも幸せな生活を築いてきたのか」といった懐疑的な考え方もあります。しかし、私は理科系の学問の研究者として、科学技術は、人間に幸せをもたらすはずである、またもたらすものでなければならないと考えています。

ですから、勉強法、仕事術についても、最先端の脳科学の知見にそって、能率的、科学的に勉強や仕事ができる方法はないだろうかという問いに対して、本書でできる限り答えていくつもりです。そして、脳が喜ぶような生活をすれば、かならず勉強や仕事が好きになると思います。

できるようになるから好きになるのか、好きだからできるようになるのか、鶏が先か卵が先かではありませんが、どちらが先なのかはわかりません。ただし、嫌いなままでは、まず上達することはないとはいえます。

嫌いなことをやり続けることは、大変な苦痛を伴います。仕事のように、どうしてもやらざるを得ないのであれば、嫌々であっても、何とか続けるでしょうが、それでは決して仕事ができるようにはなりません。また、勉強のように、やらなくてもいいというのであれば、どうしても怠けてしまいます。

ですから、好きにまでできないとしても、最低限、嫌いにならないということが大事なことです。

いくら科学的といっても、まったく努力せずに勉強や仕事に上達するといった、虫のいい方法があるとは思えませんが、勉強や仕事に上達するために、あえて無駄な努力、無駄な骨折りをする必要はないと思います。無駄な努力は、勉強や仕事を嫌いにさせます。

本来、私たちの身体、そして脳というのは、とても合理的にできているものです。そうした知見を紹介しながら、できるだけ脳の機能にかなった上達法を紹介させていただこうと思います。

◎勉強や仕事を楽しくやっているときの脳のなかは？

私たちはドーパミン（神経伝達物質）が出れば快楽を感じます。ですから、私たちが勉強や仕事などをしているときに、脳内のドーパミンが出るようにできたら、勉強や仕事が楽しくなって、いくらでも勉強や仕事を続けることができ、どんどんはかどって、飛躍的に能率が上がるのではないかと思います。

そんな「ドーパミン勉強法」「ドーパミン仕事術」といったことが可能なら、どんなにいいでしょうか。

ネズミなど動物実験では、脳にいろいろ電極などを差し込んで調べることができます。ですから、どんなときにドーパミンが出るかがある程度わかっています。たしかに、ネズミは自分が興味あることをしているときにはドーパミンが出ています。そういった実験から、人間でも同様に面白いことをしているときにはドーパミンが出るのではないかと推量しているわけです。

しかし残念ながら、人間の脳のなかで実際にドーパミンがどの程度出ているのかをきちんと調べることはできません。生きている人間の脳の中身の状態を見ることはできないので、どうしても動物実験からの推測ということになってしまうわけです。

手間と時間とお金を膨大にかければＰＥＴ（ポジトロン・エミッション・トモグラフィー＝陽電子放射断層撮影、陽電子検出を利用したコンピュータ断層撮影技術）という機械を使って、ある程度まで調べることは可能です。しかし、それをやるためには膨大な設備投資が必要です。しかも、ＰＥＴはＭＲＩ（核磁気共鳴画像法）やＣＴ（コンピュータ断層撮影、現在ではＸ線を利用したＣＴのことを指す）検査をした方ならご存知だと思いますが、静止した状態で装置のなかに入るものなので、人が動いたり、何かをしているときの数値を測ることはできません。

ですから、現在のところ、たとえば人が勉強しているとき、遊んでいるとき、運動しているとき、といったいろいろな行動をしているときに、脳内で実際にドーパミンがどの程度出ているかを調べる方法はないといっていいのです。

　つまり、残念ながら、楽しく勉強をしているときにはドーパミンがたくさん出ていて、嫌々やっているときには、ほとんど出ていないといったことについて、きちんと調べられ、証明されているわけではありません。

　ただし、今お話ししたようにネズミなどの動物実験で、快を感じたときには、ドーパミンが出ることがわかっているわけです。そこから人間でも、そうであろうと推測されています。そうであれば、勉強して楽しいと感じていれば、ドーパミンがたくさん出ていると推測することもできるわけです。

　逆に、ドーパミンがたくさん出れば、勉強をやる気が起こるのかといえば、ドーパミンが出ることが、直接、勉強や仕事に結びつくわけではありません。ドーパミンはこれから説明していきますが、いろいろなことで出るのです。

　ですから、ドーパミン勉強法・仕事術といったことが可能だとしたら、楽しく勉強したり仕事したりすればドーパミンが出ると考えられますから、それを繰り返せば、勉強や仕事でドーパミンが出やすくなり、さらに勉強や仕事をどんどんやりたくなっ

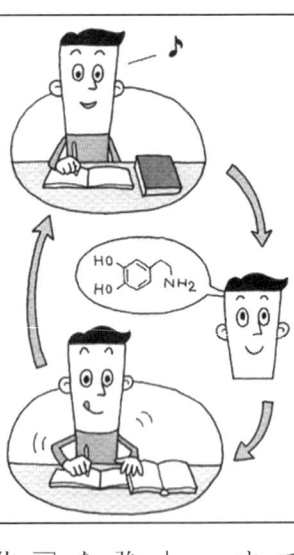

て、能率も上がるということになります。

つまり、「楽しく勉強・仕事をする↓ドーパミンの働きが活発になる↓勉強・仕事の効率が上がる」という循環をもたらすと考えることができます。「ドーパミンがたくさん出る↓勉強・仕事が楽しくなる」という流れではないことに注意してください。

ですから、勉強や仕事を楽しくやるということが大切だということになります。

◎東大生の勉強習慣と脳の関係

たとえば、私が勤務している東大は日本でも優秀な学生が集まるといわれている大学ですが、その東大生は、勉強するとドーパミンが出るような頭なのでしょうか。東大生は勉強するとドーパミンが出るのかといえば、それは残念ながらわかりません。

ただし、東大生を見ていると、共通するのは、嫌がらずに授業に出ることです。まあ、授業に出席することで、ドーパミンが出るかどうかはわかりませんが、大学に入学するまでに、授業をまじめに聴く習慣が身についているのは確かです。

一流大学に入学するためには、当然、かなり受験勉強をしなければなりません。高校二〜三年か、高校三年の一年間か、浪人の一年間かはわかりませんが、一定期間かなり集中して勉強しなければ、合格するのは難しいでしょう。もちろん、それまでの勉強の積み重ねが土台にあることはいうまでもありません。

受験勉強が楽しいものかどうかといえば、一般的にはあまり楽しくない。それどころか厳しい勉強を続けなければいけないのですから、どちらかといえば苦痛でしょう。しかし、単に苦痛だけで、やりがいや楽しみがまったくないものだとしたら、乗り越えるところまで続けることはできません。

一段階ずつ、わからないことがわかるようになる、それまで解けなかった問題ができるようになることは、たとえ受験という目的のためであろうと、やはりそれなりの喜びにもなると思います。

また、それを乗り越えて東大に合格すれば、その苦労は報われ、自分の人生の目的に向かって大きく踏み出すことができるわけです。東大に入学してきた学生たちは、それを支えにして、勉強に励んできたのでしょう。

受験勉強自体はあまり楽しくないかもしれません。しかし、目的意識、そしてそれが達成できれば、大きな報酬が得られるということが、長時間の勉強を続けてくることができる支えになっていたと考えられます。

東大生がみんな勉強が好きで楽しくて仕方ないというわけではないと思いますが、習慣的に勉強を続けることができたということは、少なくともそれがそれほど苦にならないのは確かだと思います。そして、やり続けるなかで、それが面白い、楽しいと思えるようにもなっていくのではないでしょうか。それでなければ、厳しい受験を乗り越える勉強はできなかったでしょう。

そうとらえれば、東大生は、多少は面白く、楽しく勉強するコツをつかんでいるといえるかもしれません。そうであれば、勉強することでドーパミンが出やすい脳になっているのかもしれません。

◎嫌いにならないためには、基本でつまずかない

勉強している最中、仕事をしている最中であっても、思わず夢中になってしまうことがあると思います。いわゆる乗っているときです。

そんなときには、まさに脳内でドーパミンが出ている状態なのかもしれません。

しかし、いつもいつもそんなふうに夢中になることはできません。夢中状態になれないまでも、勉強や仕事を能率的にできるようにするには、勉強、仕事が嫌いにならないことが第一です。それをやるのが苦痛であれば、勉強や仕事にとりかかろうとすると、それこそ逃げたくなります。

まず勉強、仕事の能率を上げるためには、勉強や仕事が好きになるのが一番手っ取り早い上達法ということになります。

一般には、勉強というと、好きになるのは難しいと思われるかもしれません。それでは、反対になぜ嫌いになるのかと考えてみましょう。勉強や仕事が嫌いになるのはなぜなのでしょうか。

ということで、まず一番の問題は勉強嫌いにならないためにはどうしたらいいかが問題です。

勉強嫌い、仕事嫌いな人間は「もともと怠け者だからではないか」と思うかもしれません。しかし誰もがはじめから怠け者だったわけではありません。

怠けるというのは、それが嫌いだから、嫌だからであって、原因ではなく、嫌いになった結果なのです。

勉強や仕事が嫌いになるのは、勉強や仕事の基本的なやり方、ルールを知らないということが大きいのです。

たとえば、勉強について考えてみれば、基礎的なところでつまずいてしまった結果、どんどん嫌いになってしまいます。足し算のはじめでつまずいたり、ひらがなでつまずいたりしてしまったら、ほんとうに初歩の初歩のルールがわからないのですから、勉強が苦痛で仕方なくなってしまいます。

ですから、まずは小学生の読み書き、計算が大事だといわれるのです。小学校高学年、中学生になって、勉強嫌いになってしまうのは、難しいことを習うときに、基礎的なことが身についていないために、その学習についていくことがどんどんできなくなるからです。それを繰り返していくと、ますますわからなくなってしまい、どんどん勉強嫌いになってしまいます。

今は英語も小学校から教えるようになっていますが、中学校で教わりはじめたときに、やさしい単語からきちんと覚えていけば、徐々に英語の文章は理解できるようになります。ところが、単語も覚えていない、辞書を引いて調べることもやらないというのでは、英語の文章など理解できるわけがありません。

勉強の場合には、英語が上達するためには単語力や初歩的な文法知識がないとわからないように、基礎力をきちんと順番に身につけていかないと、新たなことを覚えていけないし、どんどんわからなくなり、勉強が嫌になります。

仕事でも同様です。たとえばある仕事について基本的な進め方を知らないと、いろいろ非能率的なことをしてしまうでしょう。やり方さえわかっていれば、簡単にできることでも、うまく行きません。そうなると、仕事が嫌いになってしまいます。それを繰り返していたら、どんどん仕事嫌いになるでしょう。

つまり、いちばん大切なのは、基本の基本でつまずかないようにすることです。これは勉強でも仕事でも同じです。

◎得意にするためには、やり続けてそれを習慣化する

今では、ほとんどの子どもが大学や専門学校に進学しますが、なかには小学校で習うような基本が身につかないままの人たちがたくさんいます。そういう人たちは勉強嫌いなまま高校を卒業しているのです。

大学で高校までの補習授業をしなければ、大学の講義についていけないような学生がたくさんいます。最近では、多くの大学で、そうした補習をしています。今や東大でさえ、例外ではありません。

ことに子どもの理科嫌いは深刻です。たとえば理科系に入学する学生でも、専攻にもよりますが、高校で物理を履修しないで進学してくるケースもあります。しかし、理科系の学問を専攻するためには、高校までの最低限の物理の基礎的な知識は必要です。そのために大学で、高校の物理の補習をしないといけなくなっているのが実情です。

小学校、中学校、高校、大学と、それまでの基礎の積み重ねの上での授業が行われ

るのですから、それまでの勉強がきちんと身についていないと授業が理解できません。理解できなければ、当然勉強嫌いになります。ですから、小学校からの勉強が大切なのです。

　現代では勉強嫌いになる確率も高く、実際勉強嫌いになっているにもかかわらず、その後何年も学校に行かざるを得ない状況なのです。それでは、子ども当人にも不幸なことですし、非常に効率の悪い教育をおこなっていることになります。

　子どもを勉強嫌いにさせないためには、勉強を得意だと思えるようにすることが一番です。得意になれば、好きというほどではなくても、少なくとも勉強するのが苦にはなりません。

「まあ勉強が得意にできたら苦労はないよ」という親御さんの反論が聞こえてきそうですが、実際、それがもっとも近道です。

　世間の人たちは東大の学生はよほど勉強すると思っているかもしれませんが、東大の学生でも大学に入ってしまったら、みんながみんな、それほど勉強するわけではありません。それでも授業はきちんと出席するし、勉強をすることを避けるということはありません。試験のときや自分が発表しなければならないなど、必要に迫られれば、それなりにきちんと勉強します。彼らは高校までは成績もよく、勉強が得意だという自負もあったはずです。そのもとには、子どもの頃からある程度勉強することが習慣として根づいてきているからです。

得意にするためには、やり続けるしかないのです。人によって覚えが早いか遅いかは差はあるでしょうが、やり続けることで、ある程度そのことを得意にすることはできるのです。そのためには、とにかくそれをすることを習慣にすることです。

習慣化することが大切なのは、それを生活の一部にすることができるからです。習慣になってしまうと、たとえば、一日でもそれをやらないとなんとなく気分が落ち着きません。学校で習ったことを毎日復習する習慣をつければ、復習しないと一日が終わった気がしない、気持ちが悪いということになります。

やらないと気分が落ち着かないというところまでなれば、しめたものです。そのためには、まず幼い頃から、机の前に座る習慣をつけるといったことが大事です。

身体的なことと脳とは別のように思われるかもしれませんが、脳も身体の一部です。脳が指令して手足など身体を動かしているのですが、逆に身体の動きが脳にも影響を及ぼしているのです。

ですから、まず身体をそれに慣らすということが大切です。幼いうちは、机に座っても、遊んでいるかもしれませんが、机に座れば、そこで本を開く、教科書を開くという習慣をつけるようにすればいいのです。

ビジネスマンは職場に行けばとりあえず机について、そこで仕事をするということを習慣づけているからこそ、好き嫌いを超えて仕事ができるのです。身体がそうした習慣になっているのです。

子どもの勉強についても同様です。一日に三十分でも一時間でも机の前に座る。そして机に座れば、教科書を開くという習慣をつけることからはじめればいいのです。

これは大人が勉強することについてもいえます。たとえば、ビジネス英語を勉強しようと決意したら、自分の生活のなかで、無理のないスケジュールを立てて、習慣づけることです。三十分ずつでも、帰宅して食後しばらく休憩したら勉強するという習慣をつける、あるいは朝三十分早く起きて勉強するという習慣をつけることです。

それを習慣づけて、それをやらないと気持ちが悪いとなったら、しめたものなのです。そのときは、脳がそういうつながり方になっているのです。

◎やり続ければ遺伝子をオンにできる

世の中には、「この人はまったく努力しているように見えないのに、とても勉強ができる、仕事ができる」と感心するような人もいます。たしかに、生まれつきの能力差はあるものです。それは遺伝的な要素です。

それでは、そうした能力に恵まれていなければ、勉強ができるようにならないのか、仕事ができるようにならないのかといえば、そんなことはありません。勉強でもいろいろな科目があって、それぞれ得意なものも苦手なものもあるように、仕事でも向き不向きもあります。不向きな仕事であれば、努力するのも苦痛でしょうし、自分では努力しているつもりでも、なかなか上達しないということもあるでしょう。

ですから、自分の向き不向きを知って、なるべく自分が向いているものをやるほうが能率的です。

それでも、すごい能力がある人を見れば、自分はその半分の能力しかないと思うようなこともあるでしょう。

しかし、いくら生まれつき能力があっても地道な努力をしていなければ、その能力は結局は中途半端に終わってしまいます。私は長年、研究室で多くの大学院生を見て、それを実感しています。学業では下の成績で大学院に入ってきた学生でも、地道にコツコツと長時間実験に取り組んでいれば、結果がついてきます。抜群の成績で大学院に入ってきても、遊びほうけて地道な努力をしないのであれば結果は出ません。

いくら能力がある人でも、地道な努力を続けていかなければ成果はついてこないのです。それはどのようなビジネス分野でも変わらないと思います。能力を発揮するためには、それなりに努力を続けなければなりません。

私は遺伝の研究をしているので、人間の能力においては生まれつきの素質の影響は大きいと考えています。しかし、素質だけで決まるわけではありません。子ども時代の生育環境からはじまって、日頃の生活習慣や学習などを含めての環境の影響も大きいのです。よく、性格について、遺伝的な生まれつきの要素が半分、育ってきた環境の影響が半分といわれるように、能力についても、同様のことがいえると思います。

よほどの天才は別として、生まれつきの能力差で圧倒的に脳の働きが違ってしまうということはありません。ですから、「自分は生まれつき頭がよくないから」などという人の多くは、それを怠ける口実にしているのです。

一般に、社会のなかで能力を発揮している、「頭がいい人」「仕事ができる人」といったレベルであれば、持って生まれた能力よりも、むしろ日々の積み重ね、その努力に比例します。

実際、日々の積み重ねによって、遺伝子の働きが変わるのです。たとえば、コツコツと勉強する、コツコツと研究を重ねる、仕事を工夫してやっていくなかで、それまでオフだった遺伝子がオンになってよく働くようになるのです。

たとえ生まれつき、その能力については働きにくい遺伝子を持っていたとしても、日々それをおこなっていくなかで、その遺伝子のスイッチがオンになって働きやすくなるのです。

たとえば、同じ試行をネズミに繰り返し覚えさせるとネズミはだんだん速くできるようになりますが、じつは脳の神経回路のつながりがよくなっていることがわかりました。新しい遺伝子がオンになり、新しいタンパク質がつくられてシナプス（神経細胞同士の隙間）伝達効率がよくなったのです。

もともとある能力の遺伝子の働きが悪いとしたら、その人は、その遺伝子の働きのいい人が一時間でできることを、二〜三倍の二〜三時間かけなければできません。しかし、時間がかかっても辛抱強くやり続けることによって、遺伝子の働きがよくなり、だんだんと短い時間でできるようになり、もともと遺伝子の働きのいい人と同じ時間、あるいはもっと短い時間でできるようになるのです。

ですから、たとえ不得意なことであっても、やり続けることで、遺伝子のスイッチをオンにすることができるのです。

習慣が脳を変え、「脳力」（本書では脳の総合的なパワーという意味で、この言葉を使います）を高めるのです。ですから、まずは嫌いにならない、できれば好きになるということが大事なことがおわかりだと思います。「下手の横好き」などといわれますが、下手であってもそれを続けていけば、明らかに脳は変わって、それなりに上手になるのです。

第Ⅰ部

基礎編

脳の働きにかなった勉強法・仕事術

第1章

ほめればほめるほど、脳のなかの「報酬回路」を刺激する

◎ほめられることでドーパミン分泌が盛んになる

プロローグでお話ししたように、勉強や仕事に上達するためには、そのことを習慣化することが大切です。

習慣づけをするために、もっともいいのは、それをやることが好きになることです。好きになる早道は人からほめられることです。

人は一人では生きられない社会的な生物です。自分一人で生きているつもりでも、人とのかかわりがなければ生き甲斐は失われます。そして、人からほめられるということは、自分の存在価値が認められることです。だから、誰でもほめられれば、いい気分になるのです。

ほめられることによって、人はドーパミン神経が刺激されるのではないかと予想することができます。ドーパミンというのは後（次章）で詳しく説明しますが、「報酬回路」を刺激するのです。何かをしたときに、この回路にドーパミンが流れ快感を感じます。それを繰り返すことで、報酬回路が成立します。

つまり、ほめられるという報酬によって快楽があるので、「もっとほめれらたい」と思い、そのほめられたことを繰り返しやるようになるのです。

ちょっとほめられるだけで、すぐにいい気分になれる人と、少しくらいほめられても、それほどいい気分にならない人がいます。それは個人差があるようです。しかし、ほめられて悪い気分になる人はいません。

ちょっとほめられただけでいい気分になる人のほうがドーパミンが出やすく、ほめられることによって能力を伸ばしやすいのです。

その傾向が強いか弱いかは性格的な面も影響しますが、誰でも、何かをすることでほめられる、あるいは何かいいことがあれば、多少嫌なことでも努力できるし、やる気も出るものです。

フロイトは、幼いときに母親が占い師に「この子は将来偉くなる」といわれ、それを信じた母親からつねに「あなたは天才だ」といわれ続けて育てられたという話があります。

ほめられて育てられたからといって、その人の持っている才能にもよるでしょうから、フロイトのような天才になれるかどうかは別として、ほめられたほうが、その人なりの能力を十分に発揮できる可能性は高いのです。

ですから、能力を伸ばすためには、ほめるのが一番いい方法です。子どもを持つ方なら、なるべくほめて育てることです。子どもは、ほめられればほめられるほど、もっと頑張ろうという気持ちにもなります。大人でさえもほめられれば、さらに頑張ろうという気持ちになるのですから、素直な子どもはなおさらです。

親はどうしても子どもの欠点ばかりが目につきやすいものです。そのために、つい注意したり叱ったりしがちですが、いいところはどんどんほめたほうがいいのです。勉強しているとつねにほめられれば、子どもはいい気持ちになりドーパミン神経が刺激されて、勉強することでドーパミンが出やすくなるでしょう。大人であっても同様です。叱るよりもほめるほうが、脳は喜ぶし、脳力を高めるのです。

◎成果ではなく、プロセス、努力をほめる

ほめるといっても、大切なことは結果ではなく、やっていることをほめることです。

親は子どもがいい成績をとったらほめるでしょうが、成績自体はそれほどよくないと

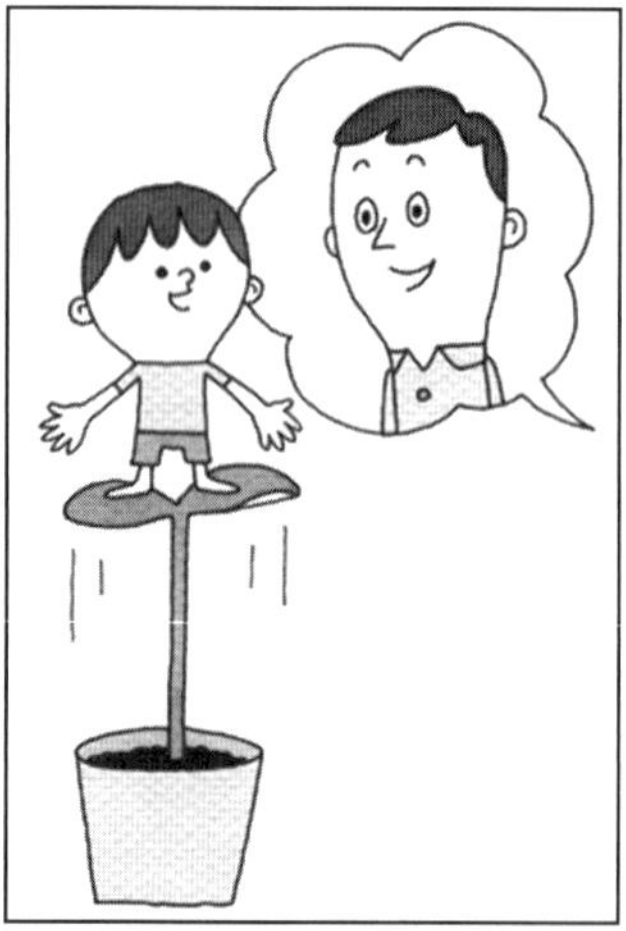

しても、その子が努力していたのなら、その努力をほめたほうがいいのです。そのためには、日頃子どもの態度をよく観察していなければなりません。

努力しても、すぐに結果がついてこないことはしばしばあることです。その子どもも頑張ったけれども、他の子どもたちも頑張ったので、結果的には成績が上がらなかったということもあります。

親として大切なのは、成果でほめるのではなく、努力などプロセスをほめることです。何時間も机に向かって勉強していたら、その努力をほめればいいのです。

努力をほめられることで、子どもはものごとのとらえ方が前向きになります。前向きになれば、自分でさらに努力するようになり、はじめのうちは成果に結びつかなかったとしても、いずれ必ず努力が実を結びます。

ですから、子どもの能力を伸ばすには、プロセス、努力をほめてほしいのです。

結果だけで判断して、失敗したら叱るというのでは、子どもは失敗して親に叱られるのが嫌なために、新しいことに挑戦したがらなくなります。ですから、二十代までの若者には、周囲の大人はその努力をほめ、多少失敗しても、どんどん新たなことに挑戦し、頑張ろうというモチベーションを上げてやるべきです。

ことに学生時代は、親も先生も意欲を伸ばしてやることが大事です。

◎自分で自分に褒美を与えて報酬回路を活発にする

今お話ししたように、ほめられることが大切なのですが、会社でも、三十代になったら、多少の成果では、その程度は当然として受け取られ、周囲も上司もほめてくれなくなります。三十代以降は、自分で意欲を持つようにしなければなりません。

人からほめてもらえない立場であれば、自分でほめる、たとえばそれなりに努力をして成果が出たら自分で自分に褒美をあげるというのも一つの方法です。

この仕事が終わったら、映画を見る、コンサートに行く、デートをするなど、何でもいいのですが、何か楽しいことを想定すればいいのです。楽しいことが待っているとなれば、何とか早く終えようとするものでしょう。そんな日常的な楽しみ、報酬でもいいのです。

勉強でも仕事でも、それをやり遂げることで、ほめられたり、小遣いをもらえたり、給料がふえるなどの報酬があるといった楽しいことに結びついて、それを繰り返し経験すれば、勉強や仕事をすることによってても脳のなかでドーパミンがうまく働く回路をつくることができると思います。

しかし、今は手軽に楽しみを得ることができるようになっています。何も大変なことをやらなくても、欲しいものは親にねだればいつでも買ってもらえ、身近にコンピューターゲームなど手軽に楽しめることがいろいろあります。

そうした身近なことで手軽に楽しんでドーパミンが出るようになっているのかもしれません。勉強嫌いで、面倒なことができなくなっているのは、あまりにも手軽にそういった報酬が手に入ることを知ってしまったせいだともいえます。

しかし、身近なその場だけの楽しみは、何か大きな成果にたどり着き、さらに大きな喜びに結びつくことはありません。たとえば、自分の希望する学校に入学する、自分が希望する会社に就職する、自分が希望する職種につく、といった建設的な喜びに達成するためには、多少大変なことでもやり遂げていかなければなりません。それはすぐに結果が出るようなことではありません。持続して努力していかなければ結果に結びつかないのです。

このような将来の大きな報酬を目指すだけでは、いつも楽しく仕事をしたり勉強したりするのは難しいかもしれません。そこで大切なのは、うまく身近な目標、報酬を交えるということです。たとえば、勉強でも仕事でも、「この参考書を終えたら……」「この仕事を終えたら……」というように、一区切りついたところで、何か自分に褒美を与えるといった報酬を与えることでドーパミンの報酬回路を活用すればいいのです。

第2章

意欲を持てばドーパミンが働く

◎好き嫌いにかかわっている脳は？

「好き嫌い」と脳の関係については、大脳辺縁系《だいのうへんえんけい》の扁桃体《へんとうたい》がかかわっています。サルの実験から、わかってきたことですが、人間についてもそうです。

ただし、この場合の好き嫌いというのは、ヘビを見たら絶対嫌いだと感じるといった、生物としての基本的な好き嫌いのレベルです。扁桃体を切除した動物は恐怖を抱かなくなるということがわかっています。

扁桃体がある大脳辺縁系は、サルやイヌなどの動物にもあり、生物の根源的なことに関係しています。根源的には、食べ物を手に入れれば喜ぶし、敵が来れば恐れたり、嫌がるということになります。そうした生きる根源に関することで、大脳辺縁系は動くのです。

また、扁桃体には好きなものに反応する細胞と、嫌いなものに反応する細胞があるともいわれます。サルの脳のいろいろなところに針を刺しておいて、恐怖を与えたり、喜びそうなものを与えたりという実験をすると、サルの好物が出たときには、扁桃体が反応したからということです。

たしかに、そうした実験から、本能的な好き嫌いについては、扁桃体がかかわっているといえます。

しかし、それはあくまでも本能的なことについてであって、私たち人間にとっての好き嫌いはもっと複雑で高度です。たとえば、勉強についての好き嫌いなどについては扁桃体がかかわっているかどうかとなると疑問です。数学が好きで国語が嫌いだといったことで扁桃体が作用しているかどうかといえば、それはわかりません。

私たちが知りたいのは、知的なことなどを含めた複雑な好き嫌いの感情と脳の働きの関係です。それについては、大脳辺縁系よりもむしろ大脳皮質の前頭前野《ぜんとうぜんや》がかかわっていることが予測できます。

人間の思いなど高次なことは大脳皮質が決めているからです。ですから、勉強をしているときに、いくら勉強嫌いであっても、勉強することで生命を脅かすほどの恐怖を感じることはないでしょうから、扁桃体が動くということはないと考えられます。

扁桃体が刺激され、ドーパミンが出るという説もありますが、それが事実だったら面白いのですが、残念ながらその部分とドーパミンとは結びつきません。

もし、勉強が好きになるか嫌いになるかが扁桃体とかかわっているのであれば、ある刺激の仕方で勉強が好きになるということになりますが、残念ながら、そういうことは無理なようです。

◎現代科学で、どこまで脳内物質の動きがわかるのか

それでは、好きなことをすればドーパミンがほんとうにたくさん分泌されるのでしょうか。

現在のところ、脳の中の状態を調べるには、いくつかの方法があります。たとえば、脳波を調べるのは、今や古典的な方法で、脳波では脳内物質の状態はわかりません。最近では、脳の中も画像で見ることができるようになりました。

今、脳を調べる機器としてはＭＲＩやＣＴなどがあります。これらの検査機械はご存知だと思います。

ＭＲＩを活用して脳活動を画像化するｆＭＲＩ（機能的磁気共鳴画像法＝functional magnetic resonance imaging）という装置があります。ＣＴやＭＲＩは脳の構造を見る

もので、fMRIはものの動きを調べるものです。これは通常の臨床用ＭＲＩ装置に専用の装備を追加したものです。

ｆＭＲＩでは脳内の血流量の増減が視覚化され、酸素消費量が多いところがわかります。つまり、どの部分の脳神経が活発に働いているかを画像で見ることができるのです。しかし、これでも、ドーパミンなどの脳内物質が出ているかどうかまではわかりません。

脳内物質がどの程度出ているかを調べる方法は、現在のところ、厳密な意味ではありません。たとえば、セロトニンやエンドルフィンなどについては、血液中の量を、ある行為をする前とした後の変化を調べるといった方法がとられたりしています。特にセロトニンは５ＨＩＡＡという物質に変化して血液中に出てくるので、この量をセロトニン量とするのです。たしかに脳内でその物質が分泌されてふえて、不必要な分が体内の血液に反映されることは考えられますが、これはあくまでも間接的な方法であって、厳密には、その行為をしているときにセロトニンやエンドルフィンが脳内でふえていることが実証されたわけではありません。

厳密に調べるには、実際人間が何かをしているとき、たとえば歩いているときでも考えているときでもいいのですが、そのときに脳内物質がどう変化しているかを、脳内に測定器具を入れて調べなければならないわけです。

ですから、普通は生きている人間の脳のなかの物質の量を測ることはほとんどできません。ただし、さきほどちょっと触れたように、今はＰＥＴ（陽電子放射断層撮影）を使えば、ある程度は可能です。これは最近では、がんなどの検査に使われているのでご存知だと思います。

ＣＴやＭＲＩは主に組織の形態を観察するための検査法です。それに対して、ＰＥＴは、生体物質の代謝レベルを観察するのに用いられてきたものです。腫瘍組織の糖代謝レベルの上昇を検出することによって、がんの診断にも利用されています。

このＰＥＴを使えば、脳内でドーパミンやセロトニンなど脳内物質が出ているかどうかをある程度測定することはできます。しかし、そのためには、ドーパミンを調べるためであれば、トレーサー（標識）としてドーパミンに変化するような放射性物質をつくって脳内に入れなければいけません。というように、大変な作業も必要ですし、お金も莫大にかかります。

そうしたトレーサーを使って量を測ったとしても、解像度が一ミリあるかないかです。一ミリのなかには何百万個の神経細胞がありますから、その平均値を測ることができるレベルであって、個々の神経細胞の状態は見ることはできません。せいぜいおよそのドーパミン神経の活動場所がわかるレベルです。

また、PETは非常に高価なもので、日本でも二百五十台くらいしかありません。ですから、病気でもない人の脳内のドーパミン量を調べるといったことには使われていません。すでにお話ししたように、今は主にがんの検査に使われているのですが、PETで検査してくれる病院はまだ少ないし、保険もきかないのでお金もかかります。

また、静止した状態で測定するものですから、人が何かをしているときに、どう変化したのかなどという測定はできません。

ですから、PETを使えば、大まかには調べることが可能かもしれませんが、それでもドーパミンがどの部位に多いかという程度までです。研究者である私たちが知りたい、ドーパミン神経の回路についての追跡はできないのが実情です。

◎「何かをやろう」という動機づけがされれば、ドーパミンが分泌される

今、お話ししたように、脳のなかの脳内物質を正確に測るのは、とても難しいのです。とくに特定の場所から出ているドーパミンの量を正確に測ることは、まずできません。

同じドーパミンでも、脳のなかのどの神経からどの部分に流れるかによって、その働きが違います。

パーキンソン病の治療から、ドーパミンが意欲や体の動きに関係していることがわかってきました。

パーキンソン病は中年以降に発病するもので、六十歳を超えた人に多く、日本では六十歳以上ではアルツハイマー病に次いで多い神経疾患です。アルツハイマー病と違って、知的機能は正常ですが、表情が少なくなり、しゃべりにくくなり、歩くときに足が前に出にくくなり、ギクシャクとします。また、ものに触るときに手の震えが出ます。さらに、意欲も低下します。

ドーパミンは、中脳の「黒質」という部分に非常に多くあります。このドーパミン神経は「線条体」というところに伸びています。パーキンソン病の人は、この黒質から線条体に伸びているドーパミン神経が減少していきます。調べていくと、この黒質から出るドーパミン神経が、手の震え、歩き方など運動に関係しているということがわかってきました。

さらに、中脳の腹側被蓋野《ふくそくひがいや》から大脳皮質に向かっているドーパミンが「意欲」に関係していることがわかってきました。これが意欲、やる気に関係する「報酬回路」です。

パーキンソン病の人は黒質だけでなく、大脳のドーパミン量も減っているために、体の動きが悪くなり、意欲も低下するのです。

その治療法としてはドーパミンを増量させます。ドーパミンは直接神経細胞のなかには入っていかないので、ドーパミンをつくるLドーパという物質を投与することで、神経細胞のなかでドーパミンがつくられます。Lドーパを投与すると、二〜三時間で、身体の動きがよくなります。

パーキンソン病では、解剖の結果、ドーパミンが不足していることがわかってきたのですが、健康な人を解剖することはできませんから、ある場所だけのドーパミン量を測ることはできません。

単純に考えれば、Lドーパを投与してドーパミンをふやせば、さらに意欲的になるのではないかと思うかもしれません。しかし、健康であれば、何かをしようとすればそれだけでドーパミンが十分に働いているのです。

実際、動物実験では、何かをしようと思えば、ドーパミンが上がるという結果が出ています。

ネズミやサルなどを用いた実験で、中脳のドーパミン神経細胞に電極を挿入して、どういうときにドーパミンが盛んに分泌されるかを記録した実験があります。

そこからわかってきたのは、「何かをやろう」という動機づけがおこなわれれば、ドーパミンが出るということです。しかも、それはいいことを期待する場合だけではなく、電気ショックが与えられるような嫌なことが想定される場合であっても、「電気ショックが来るぞ、逃げよう」と思ったときにはドーパミンが出るのです。

この場合には、ネズミにとって不快なことですから、報酬が期待されるのとは逆で、嫌なことを避けようという消極的な動機です。つまり、マイナスであっても、「何かをしよう」とするときにはドーパミンが出ると考えていいわけです。

意欲というと、プラス方向の行動に結びつけて考えがちですが、マイナスを避ける行動をとろうとすることも意欲の表われといっていいと思います。

◎ドーパミンをふやすと意欲的になる?

すでにお話ししたように、人間を実験対象として、脳内で自由にドーパミンをふやしたり減らしたりという実験はできないので、ネズミを使っておこなっています。ドーパミンをふやすとは、シナプス(神経細胞同士の隙間)に存在するドーパミン量をふやし、神経の連絡がうまくいくようにすることです。

ちょっとここで説明しておくと、たとえばドーパミン神経には、ドーパミンを分泌する神経細胞とそれを受け取る神経細胞があります。分泌する神経細胞をドーパミン神経、受けとる神経細胞上の標的タンパク質をドーパミン・レセプター(受容体)といいます。

脳内物質の伝達は、脳内物質を分泌する神経細胞から受容体に伝達されて、その働きが生じるわけです。その伝達される神経細胞と神経細胞(受容体)はシナプスを通じてつながっています。

さらに、分泌された脳内物質を再吸収するトランスポーター(再吸収口)というものが、分泌する側の神経細胞にあります。それは脳内物質の安定した働きを維持するための調節をおこなっています。その物質が多くなりすぎないよう一定量に調節するために、シナプス間から回収するわけです。

つまり、脳内物質の働きを作用するのは、いろいろな要素があって、まずその脳内物質を分泌するほうの神経細胞の問題、そしてそれを受容するほうの神経細胞（受容体）の問題、そのシナプスのつながりのよしあし、そしてトランスポーター（再吸収口）の効率の問題があります。これらの機能が複雑に絡みあっているということです。

分泌されたドーパミンを再吸収してしまうトランスポーターの機能を壊して、ドーパミンを再吸収されなくすれば、シナプス間隙のドーパミン濃度が高くなります。

そこで、ネズミで、ドーパミン・トランスポーターを破壊してみたところ、そのネズミは疲れも知らず、動き回るようになったのです。

逆に、ドーパミンをつくる酵素を働かないようにして、脳内のドーパミンが出ないようにしてみました。すると、そのネズミは、新しいオモチャを与えても遊ぼうとしなくなり、まったく意欲がなくなりました。そのままにしておくと、さらには餌も水もとらなくなり、死んでしまいました。

生きる意欲もなくなったネズミに、パーキンソン病患者の薬Lドーパを投与すると、一～二時間は自主的に食べたり飲んだりするようになります。しかし、しばらくして薬が切れて、脳内のドーパミンがなくなると、またじっとしたまま死ぬまで餌も食べなくなってしまいます。

もう一つ、ネズミの実験では、遺伝子改変をしてドーパミン・トランスポーターの働きをよくして、トランスポーターがドーパミンを活発に再吸収するようにすると、そのネズミはうつ病のようになって、行動をしなくなります。この場合も、ドーパミン酵素を働かないようにした場合同様に、ドーパミン不足になってしまうのです。

このような実験から、ドーパミンが「意欲」に関係することが証拠づけられたわけです。

人間の場合には、このトランスポーターの働きが少しずつ違っているのですが、うつ的になりやすい人は、トランスポーターの働きが活発すぎるためにドーパミンが不足する可能性があります。

ということは、このドーパミン・トランスポーターの働き方の違いによって、行動的なポジティブな性格なのか内にこもってあまり行動しない、悲観的な性格なのかといったことも、ある程度決まってくるのかもしれません。ただし、脳内のドーパミンを多くすれば、どんどん意欲的になるのでよいことかといえば、そうではありません。コカインなどの覚醒剤の作用は、脳内のドーパミン量を多くすることであり、幻覚・妄想を引き起こします。

つまり、ドーパミンが欠乏すると意欲がなくなるということであって、ふやせばふやすほどいい意味で意欲的になるということではありません。ネズミの実験ではドーパミン濃度が高くなれば意欲的で疲れ知らずになるのですが、そんなことを続ければ、結局は死ぬまで動き回ることになります。それも困るわけです。

かつて、戦後の一時期まではヒロポン（メタンフェタミン、アンフェタミンより強い中枢神経興奮作用をもつ覚醒剤）が禁止されていませんでした。これはドーパミン神経を暴走させます。作家や芸人などの間で、ヒロポンを打って、疲れ知らずに仕事ができるというので使われていましたが、依存者が大量に発生して社会問題となり、一九五一年に禁止されました。

これなども一時的に意欲がわいて仕事ができるのですが、切れると疲れがどっと出てやる気がなくなり、それがなければいられなくなるという怖い依存性があるわけです。

そのように暴走することがないように、トランスポーターがあるわけです。ですから、ドーパミンが意欲を高めるといっても、あくまでも適切な量というのがあり、健康な状態であれば、適切な量のドーパミンは出ているのです。

ですから、「ドーパミンをたくさん出す↓意欲的になる」ということを考えるのではなく、むしろ「意欲的に何かをする↓ドーパミンの働きが適度に活性化する↓さらに意欲がわいてくる」という循環にもっていくべきなのです。

第3章

脳内物質がやる気をつくる?

◎うつとやる気と脳内物質

意欲的に勉強や仕事に取り組むことができることと性格とは関係があるのでしょうか。

一般には、積極的で楽観的な人のほうが意欲的に何かができて、消極的、悲観的な人はあまり意欲的に取り組むことができないように思えます。

消極的とか悲観的ということは、性格的には神経質とかかわってきます。これについては、脳内のセロトニンが関係していると考えられます。セロトニンがきちんと出ていないと、不安傾向が強く悲観的になりやすいといわれています。

たしかにうつ病などにかかると、当然意欲は失います。うつ病に高い効果があるといわれて一般に使われているのが、ＳＳＲＩ（セロトニン再吸収阻害剤）という薬です。これはセロトニン・トランスポーターに効いて、セロトニンが少なくなりすぎないように、量を調節するものです。

ですから、この薬ははじめはセロトニン・トランスポーターの働きを抑制して効果を上げるというので、うつ病は脳内のセロトニンが少ないためだと見られていました。

つまり、脳内セロトニン量とうつ病の関係が深いと思われていました。

しかし、よく調べてみると、ＳＳＲＩはセロトニン・トランスポーターに作用するだけではなく、ノルアドレナリンやドーパミンのトランスポーターにも作用していることがわかってきたのです。

そうなると、どうもノルアドレナリンもドーパミンもうつ病に関係しているのではないかと推測されるようになってきたわけです。

そこで、今はうつ病との関係がもっとも深いのは、果たしてセロトニンなのかドーパミンなのかノルアドレナリンなのかがはっきりしなくなってきている状況です。

ということは、セロトニン、ドーパミン、ノルアドレナリンの三つの脳内物質の働きをある程度上げれば、うつ的な気分から抜け出すことができて、やる気が出るのではないかということになります。

このように、薬によって、脳内物質の量が左右でき、それによって気分を変えて、場合によっては「やる気」を出すことが可能になります。しかし、病気であれば、それは必要かもしれませんが、健康な人がそういった薬を飲むと問題が生じます。

たとえば、健康な人がＳＳＲＩを服用すると躁《そう》になることがあります。躁になって自殺に走ったという例もあります。

ですから、ドーパミンやセロトニンでやる気が出るのだからといって、薬で調節しようとするのは誤りです。運動や学習など、人間の日常の行動で脳内物質を健康なレベルに保つようにするのが大事です。

◎好奇心が強いかどうかは生まれつき？

新たなことを勉強したり、新たな仕事をするには、意欲がなければなりません。頑固で保守的な人は、新しいことに意欲を持つことが難しいでしょう。それに対して、一般に好奇心旺盛な人は、新たなことに対しても意欲的に取り組むことが多いかもしれません。

好奇心が強いことと脳内物質については、やはりドーパミンがかかわっているらしいことがわかってきています。

ドーパミンにはＤ１からＤ５までの五つの受容体（レセプター）があり、それぞれ機能を分担しています。すでにお話ししたように、細胞外の物質は細胞表面の受容体に結合することによって働きがオンになり、細胞内で化学反応が次々に起こるようになります。逆に、受容体と結びつかないと働きません。それがオフの状態です。

問題になったのは、D4というドーパミン受容体です。ちょっと専門的な話をすると、そのタンパク質の途中に、十六個のアミノ酸が繰り返されているところがあるのですが、人によって、その繰り返しの数が違っていて、二回、四回、七回の人がいることがわかっています。海外の研究で、そのD4受容体の繰り返しが七回の人が白人の二〇パーセントいて、その人たちが非常に好奇心が強いことがわかったのです。

この繰り返しの違いによって、ドーパミン受容体D4の機能が異なるのですが、繰り返しが多くなるほどドーパミンの作業効率が悪くなるのです。つまり、同じ量のドーパミンが神経細胞から放出されても、繰り返しの多い人は少ない人に比べてドーパミン効果が弱いのです。

ということは、どういうことかおわかりになりますか。

D4受容体の繰り返しの多い人は、繰り返しの少ない人よりも、たくさんドーパミンがないと快感を感じないということなのです。そういう人は、ドーパミンが少し出るだけで快感を感じることができる人よりも損なのではないかと、これを読んだ皆さんは思うかもしれませんね。

しかし、そこで面白いことに、Ｄ４受容体の繰り返しの多い人は、ドーパミンがたくさん出るような行動をするというのです。つまり、もともとドーパミン効果が低いので、ドーパミンがたくさん出るように新たな刺激、さらに大きな刺激を求めるようになるというのです。ですから、好奇心が強いのです。

もともとドーパミンの作業効率がいい人のほうが、好奇心が強いのではないかと思われたかもしれませんが、ちょっと逆のようですね。

私たちの研究室でも都内の大学生百十五人を対象に調査したことがあります。その結果、日本人のほとんどはＤ４受容体の繰り返しが四回で、二回は少数、アメリカ人と違って、七回の人はほとんどいませんでした。この繰り返し数の違いは人種によるようです。

もう少し言えば、ドーパミンが脳で働くためには、受容体（レセプター）だけではなく、トランスポーター（再吸収口）の機能も問題になります。トランスポーターについても人によって遺伝子の違いがあるので、それぞれ受容体とトランスポーターの組み合わせを詳しく調べないと、最終的には、はっきりしたことはわかりません。

ということで、D4受容体と好奇心のかかわりは、まだ未解明ですが、どうやら好奇心の強さについては、どうも生まれつきによって違い、それもドーパミンがかかわっているらしいということまではわかってきたわけです。

生まれつき好奇心が強いとしても、衝動的で移り気であったら、あまり勉強や仕事を上達する上には役に立つ性格とはいえないでしょう。逆に、好奇心がそれほど強くなくても、一つのことに粘り強く取り組むことができれば上達します。

ですから、好奇心が強いほうが何事にも意欲的にやることにつながることが多いのですが、それだけでは十分ではなく、やり続けることができる根気も必要です。たとえ好奇心旺盛ではなくても、一つのことでも自分が好きなことを見つけて、それを意欲的に取り組んで、根気強くやり続けることができれば、好奇心旺盛でも移り気で、何でもすぐにやめてしまうよりは、何かをきちんと達成できる可能性が高いのです。

◎生まれつきの性格傾向と脳内物質の関係

ついでに、脳内物質と生まれつきの性格傾向がどの程度関係あるかどうかについて、少し触れておきましょう。生まれつき、特定の性格傾向をもつ人は、今お話ししたように、ドーパミンなど脳内物質の働き方が違うのではないかというのです。「好奇心が強い」（探究心が強い、衝動的、規則などに縛られない、浪費癖の傾向がある）性格のほかに、「神経質」（悲観的・心配性、人見知り、慣れないことをしないなどの傾向がある）、「人柄が温かい」（感傷的、孤独に弱い、依存的などの傾向がある）、「粘り強い」など、全部で四つの性格傾向が生まれつきの要素が大きいのではないかといわれています。

脳内物質との関係としては、「好奇心」にはドーパミン、「神経質」にはセロトニン、「人柄が温かい」にはノルアドレナリンがかかわっていると考えられています。「粘り強い」ことには何がかかわっているかわかっていませんが、興味があることは長く続けることができるのですから、これも何らかのかたちでドーパミンがかかわっているのかもしれません。

神経質はセロトニンとかかわっているのですが、すでにお話ししたように神経質な人はうつ病にもなりやすく、生まれつきセロトニンの働きが悪いのかもしれません。

もちろん、うつ病にかかわる脳内物質も、すでにお話ししたように、セロトニンだけでなく、ドーパミンやノルアドレナリンなどもかかわっていると考えられるので、それらが複合的に作用しているのでしょう。

◎やる気をつくるのは、ドーパミンだけではない？

ここで、もう少し、ドーパミン以外の、セロトニンやノルアドレナリンなどの脳内物質についてお話しししておきましょう。

ドーパミンは何かをする方向に働きます。それに対してセロトニンはそれを抑制する方向に働きます。するとノルアドレナリンはどのような働きをしているのかといえば、今まで通りのことを維持するような方向に働くのではないかと考えられていました。しかし、実は、それが本当かどうかはよくわかっていません。

ノルアドレナリンの働きの本当のところがよくつかめないのは、ノルアドレナリンとアドレナリンは構造がほとんど同じで、体のなかですぐにノルアドレナリンからアドレナリンに変換してしまうからです。ノルアドレナリンは脳のなかでできますが、それが体内に入ると、アドレナリンになってしまいます。

すると、脳のなかのノルアドレナリンが働いているのか、体内のアドレナリンが働いているのか、よくわからなくなってしまいます。ノルアドレナリンが脳の伝達物質だといっても、結果的にはアドレナリンになって働いているかもしれないのです。

アドレナリンはストレスに関係して副腎《ふくじん》から分泌されます。副腎から出るアドレナリンは、血管をキュッと収縮させる、あるいは火事場のバカ力を発揮するというような効果があるのがわかっています。しかし、ノルアドレナリンは脳内の伝達物質ですから、ストレスとは直接関係がありません。

ドーパミンやセロトニンほどには、ノルアドレナリンの働きはよくわかっていません。脳のなかのノルアドレナリンがどういう働きをしているのか、今でもきちんとした定説はありません。

ノルアドレナリンの研究は、ドーパミンやセロトニンに比べて進んでいないのです。さきほど、ＳＳＲＩがノルアドレナリンに効いているのではないかというお話をしたように、最近ではノルアドレナリンとうつ病が関係あるのではないか、ともいわれるようになっています。

うつ病に効果があるとされているのは、さきほどもお話ししたように、ＳＳＲＩといって、「選択的セロトニン再吸収阻害薬」ですが、最近、よく効くといわれているのがＳＮＲＩです。ＳＳＲＩがセロトニンをターゲットにして、その再吸収を阻害するのに対して、ＳＮＲＩはノルアドレナリンをターゲットにして、その再吸収を阻害するのです。つまり、「選択的ノルアドレナリン再吸収阻害薬」です。

その結果から、ノルアドレナリンが、うつなどに効いているのではないかともいわれるようになってきました。それは薬の効果からはじめてわかってきたわけです。つまり、脳内のノルアドレナリンが減り過ぎても、うつになるというのです。

しかし、ＳＳＲＩもＳＮＲＩも、セロトニン・トランスポーターとノルアドレナリン・トランスポーターの両方に効いています。効果を及ぼす濃度もほとんどよく似たものなので、現実にはセロトニンとノルアドレナリンのどちらがうつ病に効いているかは、よくわかりません。あるいは両方がうつ病と関係があるかもしれないのです。

つまり、ＳＳＲＩのほうがどちらかといえば、ノルアドレナリンよりもセロトニンに多少効果があるし、ＳＮＲＩは、セロトニンよりも多少はノルアドレナリンに対して効果があるというくらいの、わずかな違いでしかないのです。

そこで今では、セロトニンとノルアドレナリンの両方がうつ病に関係していると考えられるようになっています。また、人によって、どちらかが効果があるとも考えられます。そのため、実際の治療に当たっては、薬を変えてその人に効果がある薬を処方するようにしています。さらに、さきほどお話ししたように、ドーパミンにも同時に作用しているわけです。

このように、うつ病に効果がある薬といっても、セロトニンならセロトニンだけに効くというのではなく、セロトニン、ノルアドレナリン、ドーパミンの三つの脳内物質に作用しているようなのです。

基本的には、うつ病の治療薬は、ドーパミン、セロトニン、ノルアドレナリンという三つの脳内物質をふやす方向に働いています。ということで、ドーパミンだけでなく、セロトニン、ノルアドレナリンという三つの脳内物質のレベルが低くなると、やる気が失われることはどうも確かなようです。

一般に、薬でドーパミンのレベルを上げればやる気が出ます。しかし、今、うつ病の治療薬の話で、三つの脳内物質が絡んでいるとお話ししたように、ドーパミンだけを高めればやる気が出るのかとなると、疑問もあります。

たしかに、やる気とドーパミンが密接な関係があることは間違いありません。

しかし、セロトニンを上げても、うつ症状が快方に向かい元気になるのですから、やる気が出ることも確かです。となると、セロトニン独自の役割でもやる気が出るのかもしれません。あるいは、セロトニンを上げることがドーパミンを上げることに関係してくるのか、ドーパミンを上げることがセロトニンを上げることと関係するのか、どちらか一方を上げることで、もう一方も上がるということで、効果が出るのかもしれないのです。

どうも、この三つの脳内物質は、密接に関係しているのではないかと考えられるのです。つまり、やる気が起こることと密接に関係しているのは、まずドーパミンですが、それとともに、セロトニンやノルアドレナリンもある程度その働きが上がるのではないかと考えられます。

第4章
集中力がつく脳の喜ばせ方

◎ドーパミンが集中力をつくる

いくら生まれつき頭がよくても、集中できないとしたら、勉強や仕事の能率は上がりません。それでは「集中力」というのはどういうことでしょうか。

ＡＤＨＤ（注意欠陥・多動性障害）という症状が知られています。ＡＤＨＤの子どもは周囲の状況を見ることができず、飽きっぽく、つねに新たな刺激を求めて、自分が面白そうだと思ったことに次から次に飛びつく傾向があります。そのために、授業中も先生の話を座って聞いていることができずに動き回ります。

普通は、注意欠陥と多動性障害が重なっていることが多いのですが、どちらかの症状しかないケースもあります。注意欠陥の子どもは、落ち着いてものごとができない、多動性障害の子どもは、少しもじっとしていることができずに動き回るのが、それぞれの特徴です。

ＡＤＨＤに効果があるのはメチルフェニデートという薬です。メチルフェニデートは、脳のなかのドーパミン・トランスポーター（再吸収口）に結合します。「トランスポーター」は、さきほどお話ししたように、一度出た脳内物質を再吸収する取り込み口です。

普通は、受容体（レセプター）と結びつかなった余分な分を再吸収して取り込んで、ドーパミンの量を適切に調節していますが、必要以上に取り込み過ぎると、その脳内物質の働きが悪くなり、逆に機能が悪くあまり取り込まないと、その物質が脳内に多くなり働きが盛んになり過ぎることになります。

ですから、この薬がドーパミン・トランスポーターに結びつくということは、脳内のドーパミンは再吸収されにくくなります。結果的に、脳内のドーパミン濃度が上昇するのではないかと考えられます。

いずれにしろ、メチルフェニデートの作用でドーパミンの動きが変わるのですが、そのことが治療効果をもたらすと考えることができるわけです。

そうした結果から、ドーパミンが集中力に関係しているのではないかと予測されています。

◎日本人の半分は何かにはまりやすい

生まれつきドーパミンがたくさん出やすい人と、出にくい人がいるかといえば、それはないようです。ただし、結果的にドーパミンの働きが活発な人と、鈍い人がいます。

ドーパミン神経からドーパミンは同じように放出されます。すでにお話ししてきたように、脳内物質を放出する神経細胞とそれを受け取る受容体（レセプター）をもつ神経細胞がありますが、この受容体の効率がいい人と悪い人がいます。ドーパミンが受容体にくっつくと細胞のなかで化学反応が起こりますが、そこですぐに化学反応が起こる人と起こらない人がいるからです。

なぜそのような違いが出るのかといえば、受容体の遺伝子が違っているからです。

そこで、受容体の働きが悪いと、さきほどお話ししたように、多少のことではドーパミンの反応が起こりにくく、刺激が強くないとドーパミンがうまく働かないので、刺激を追い求めるようになります。つまり、冒険好きな人、大きな賭け事をしたり、大きなスリルを求めてスカイダイビングなど危険なスポーツを好んでするような人は、ちょっとしたことではドーパミンの反応が起こりにくい、受容体の効率が悪い人たちです。ついでに注意しておけば、ドーパミンがよく働くかどうかは、トランスポーターの機能の違いも関係してきます。

すでにお話しした（六十八頁参照）、D４受容体ではなく、別のドーパミン受容体の遺伝子も、依存症になりやすいことと関係があるのではないかと見られています。

依存症になりやすい人は、あることに熱中しやすいということです。依存症というと、「アルコール依存症」や「ギャンブル依存症」などが思い浮かぶように悪いことのように思われますが、熱中する方向が、勉強や仕事など生産的なほうに向かえば、プラスにもなるものです。依存症までは至らずに、生産的なことに熱中できればいいということになります。

私たちの研究室で、アルコール依存症になりやすい人の遺伝子の研究をしてきましたが、その結果、アルコール依存症になりやすい人は、やはりドーパミン受容体が少し違っていたのです。

アルコール依存症になりやすい人は、お酒を飲むとドーパミンの伝達がよくなって快感を感じ、その快感が忘れられなくなって常習するようになります。

そのドーパミン受容体を持っている人は、アルコールでなくても、別の何かによっても、ドーパミンが伝達されやすくなると考えられます。すると、その行動がやめられなくなってしまいます。

アルコール依存症になりやすい遺伝子を持っている人は、ドーパミン受容体が過敏になっていて、わずかなドーパミンの分泌でも機能しやすいので、アルコールだけでなく、ギャンブル依存、ニコチン依存、ドラッグ依存などの依存症になりやすい可能性があるのです。さきほどの冒険好きな人とは逆の働きの受容体だということです。

ただし、その遺伝子を持っていても、依存症になるかどうかは別です。それには環境が大きく左右します。アルコール依存症になりやすい遺伝子を持っていたとしても、お酒を飲めない人はアルコール依存症にはなりません。ですから、なりやすいというだけで、そういう環境がなければならずにすみます。

調査した結果では、依存症になりやすい遺伝子を持っている人は、約四割程度いました。半分近くの人は何らかの依存症になりやすい傾向があるのです。いい方向に解釈すれば、半数近くの人は、依存症になりやすいほど何かに熱中できるということになります。

つまり、アルコールやギャンブルに依存するのではなく、仕事や勉強に熱中する方向で、ドーパミンが活発に伝達されるようにすれば、いいということになります。

そのためには、勉強や仕事を面白くできる環境、条件を整えることが大切だということになります。

◎ドーパミンが出過ぎると毒になる

今はドーパミンが出るというと、それがいいことのように思われているかもしれませんが、ドーパミンは出過ぎると毒になるのです。すでに覚醒剤のことに触れたように、覚醒剤を摂取すると、ドーパミンが日常生活では出ないレベル以上に出てしまいます。

たとえば、昔アメリカの喜劇俳優が元気に話せるようになるというので、コカインを摂ったということがあったようです。飲んで効果が出ているときには、ハイになって頭が非常に速く回転して当意即妙に受け答えできるようになります。しかし、その効果が切れると、落ち込んでしまいます。さらに続けてコカインを摂らないと元気が出ないのです。服用するようになると覚醒剤中毒になってしまいます。

コカインは脳内に浸透し、ドーパミンのトランスポーターと結合してトランスポーターとしての機能を失わせてしまいます。そこで脳内のドーパミンが再吸収できなくなり、シナプス間隙のドーパミン濃度が上昇し、必要以上のドーパミンが脳内にあふれることになり、異常な興奮をもたらし、幻覚、妄想なども起こします。

コカインと同じ作用を及ぼすものにアンフェタミン（合成覚醒剤の一種。アメリカでは、ADHDやナルコレプシーなどの治療に用いられる。日本では「覚醒剤」として覚醒剤取締法により規制されている）やさきほど触れたようにメタアンフェタミン（「ヒロポン」として知られている。アンフェタミンより強い中枢神経興奮作用をもつ覚醒剤、日本では「覚醒剤」として覚せい剤取締法により規制されている）などがあります。

覚醒剤を服用すると、ドーパミンが脳内にあふれて活力、集中力が出て、疲れも空腹も感じずに勉強や仕事も続けられるようになるのですが、その効果は一時的です。覚醒剤が切れると、落ち込みが激しく、それを摂り続けないではいられなくなるのです。

さきほどお話ししたＡＤＨＤの子どもに効果があるという薬品のメチルフェニデートは、アンフェタミンと非常によく似た構造になっています。これも脳のドーパミン系を動かして、注意力を増すようにするのです。

ＡＤＨＤの子どもの七割がこの薬でよくなったといわれているのですが、アメリカでは「リタリン」という名前で売られています。その売られている量がＡＤＨＤの子どもに必要な分の数十倍にものぼっています。手軽に手に入るために、多くの大学生が飲んでいるといわれています。

メチルフェニデートを服用すれば、たしかに多少は集中力が増すのですが、覚醒剤と似た構造ですから、健康な人が服用を続けるには問題があります。ＡＤＨＤの子どもについても、十年間も飲み続けると、副作用が出る問題があるのではないかと危惧《きぐ》もされているのです。

もう一つアメリカの食品薬品局で許可されているモダフィニルという薬があります。これはナルコレプシー（昼間でも場所を選ばず眠くなる睡眠障害）の人に対する薬として開発されたもので、睡眠障害の人が使えば眠くならずにすみます。

ナルコレプシーの人だけでなく、アメリカでは、夜中に働かなければならないような仕事の人たちのために認可されました。しかし、昼間起きている普通の生活の人が使うと、集中力が増すというので、学生たちが使うようになったのです。これも機能としては、ドーパミン系に働きかけるので、危ないといわれています。

　ドーパミン量をただふやせば、どんどんやる気になり、元気になるのだからいいかといえば、そうではないのです。あくまでも日常生活のなかで出る範囲であって、覚醒剤などを摂取して量がたくさん出るからいいというわけではありません。麻薬などでドーパミンをふやすと、幻覚・妄想を生じ、錯乱状態になったりするわけです。パーキンソン病の薬はドーパミンの分泌を促すのですが、これも量の加減が難しいのです。統合失調症の発症時などに幻覚・妄想などが生じることがありますが、これもドーパミンの作用ではないかと考えられています。

　薬などで人為的にドーパミンをふやすのは非常に危険が伴います。生活のなかで、自然に適切にドーパミンがふえる状態がいいのです。人が何かをしようとするときには、自分で出そうと思わなくてもドーパミンは適当量出ているのです。ですから、勉強や仕事をすることでドーパミンがふえれば、能率が上がるということになります。

◎何らかの報酬を支えにすればやる気は起こる

ドーパミンが十分に出て、それが勉強や仕事に意欲的になり、集中できる方向に働けばいいのですが、意味のないことや無駄なことに集中しても仕方ありません。

報酬回路についてはすでにお話ししましたが、本来、人が集中して何かできるというのは、報酬があるからです。その報酬がゲームや遊びのような今の面白さか、勉強や仕事のように将来の自分のためになるのかの違いはありますが、何らかの報酬があるからこそやる気にもなり、集中できるのです。

勉強や仕事などのように、意味のあることで報酬回路が働くようにすれば、勉強や仕事をしているときにドーパミンの働きが活発になり、勉強、仕事が効率よくできるということになります。理想的には、勉強や仕事をすることがゲームなどをやるよりもずっと楽しくて仕方ないとなればいいのです。

そこまでいかなくても、何らかの将来の見返り（報酬）を支えにすれば、勉強や仕事でもやる気が起こります。勉強をしていれば、親に「偉いね」とほめられる、学校の成績がよくなり、先生にほめられるといった報酬が、勉強の習慣を定着させます。すでにお話ししましたが、このように人からほめられるという報酬は、子どもはもちろんのこと、大人でも、集中力をつけるためにいい方法です。

読書をして、その本が面白いというだけでも、それはそれで報酬ですが、さらに、その本の話を会社の同僚や家族に「こんな面白い本を読んだ」などと、話して自慢したり、紹介したりすればいいのです。あるいは、ビジネスに関する本であれば、実際に仕事に役立つことがさらに読書、勉強をする大きなモチベーションになります。そうした報酬があれば、読書の習慣も身についてきます。

ブログの書評などを熱心に書きこむ（主に本の帯や目次を書き写す）のは、自分がその本を読んだことを、不特定多数の人に自慢したいという動機があるからです。ブログなどがこれほど盛んなのは、誰でもが自己表現したい、そして自分を認めてもらいたいという欲求があるからなのでしょう。

この自分を認めてもらいたいという欲求を、勉強の動機として活用するのもドーパミンの報酬回路の活用法です。本を読んだら、誰でもいいから、その内容を積極的に話してみればいいのです。「こんな難しい本を読んでいる」という自慢でも、「こんな面白い本を読んだから、きみも読んでみないか」という情報提供でもいいのです。さらに、本の内容を話すことによって、自分の知識としても定着します。

◎習慣力を活用して集中力をつける

実際に、集中力をつけるためには、習慣を活用することです。

子どもの頃から、一時間座って本を読む、勉強するという訓練をしていれば、その時間だけは集中する習慣がつきます。ですから、五～六歳の頃から、短時間であっても、子どもを机の前に座らせて、絵本でも本でも読む習慣をつけるということが大切です。

はじめのうちは、お母さんが子どものそばについて本を読んでやるといったことも必要でしょう。最初から一人で放っておいても、なかなか子どもはじっと座っていません。

集中力があるかないかは、性格とは無関係です。飽きっぽい性格などといわれますが、飽きっぽいということは、そのことに集中できないわけですが、それは興味が持てないからです。勉強にはすぐに飽きる子どもでも、ゲームには夢中になって、何時間も続けてやることができるでしょう。飽きっぽいといっても、面白いことは、長時間でも続けることができるのです。

勉強、読書などを飽きずにある程度の時間続けることができるようになるためには、それが面白いと思うようになればいいわけです。そのためには、毎日少しずつでも勉強する、読書をするという習慣を子どものときからつけることです。幼い子どもにそういう習慣をつけるのは、親の責任といえます。

はじめのうちは多少退屈であっても、三十分なら三十分机についていて、本を読むことを続けていけば、だんだんそれが面白くなってきます。最初のうちは短時間でいいのです。それを繰り返すことが大切です。それが習慣化すれば、集中力は自然に身についてきます。

◎コーヒー、昼寝、甘いものの効用

集中できる、やる気の出る環境を自分でつくることも大切です。

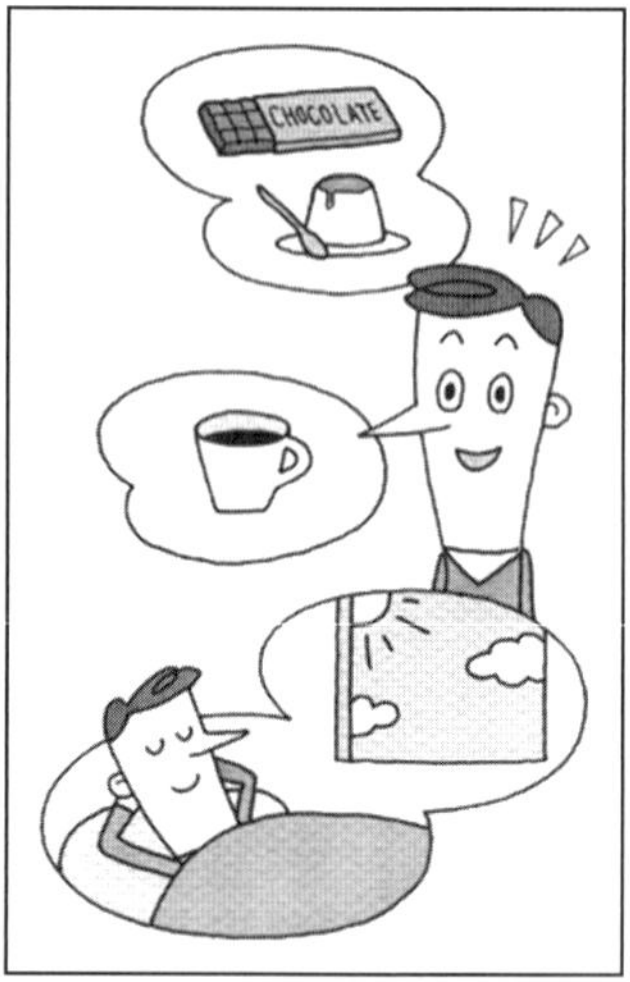

ほんとうに集中力が持続できるのは、どんなに頑張っても、せいぜい一〜二時間程度です。ですから、集中して勉強なり仕事なりを一〜二時間程度やったら、適度に休憩を挟む必要があります。

休憩したときには、甘いものを食べるのがいいのです。甘いものは、ご飯やパンなどよりも、早くブドウ糖として脳に供給されます。多少栄養の補給がなくなっても、脳には最優先に栄養が送られますから、普通は栄養不足になることはありません。それでも、疲れたときに、甘いものを摂《と》ることで脳に栄養を補給することが脳の活動を高めます。

また、コーヒーを飲むと、眠気が覚めてしゃっきりとします。それはコーヒーのカフェインの効果です。

カフェインは、脳のなかのアデノシンという物質とよく似ていて、血液を通して脳内に入ったカフェインはアデノシンの代わりにアデノシン受容体（レセプター）に結合し、本来結合するべきアデノシンが受容体と結合できなくなります。

アデノシンには、神経の暴走を防ぐブレーキのような働きがあります。カフェインが受容体と結合することにより、そのアデノシン本来の働きが効かなくなり、興奮状態が続くことになります。

カフェインは、覚醒剤のような異常な興奮をもたらすことはなく、元の興奮状態を決して越えることはありません。カフェインによってもたらされる興奮は、適度な覚醒効果をもたらし、目が覚めてしゃきっとします。カフェインには、さらに認知機能や運動機能を高める効果もあります。つまり、人によって多少効果は違いますが、コーヒーは気分をはっきりさせて、頭を働かせる効果もあるということです。

また、昼食後の午後の時間帯は疲れが出て眠くなります。午後二時頃から二十分ぐらい昼寝すると、目覚めた後、効率がぐんと上がります。ですから、午後、勉強や仕事の能率が下がってきたら、寝る前に甘いものを少し食べてリラックスして休むのがいいのです。スペインなどでは、「シエスタ」として昼寝をしてから午後仕事をするのが習慣になっていますが、それは仕事の能率としては理にかなっているのです。

もしできるなら、会社でも、午後二時から三時頃まで一時間を休みにして、ソファなどで休んで、午後三時頃から仕事をするのが効率がいいのです。

このように、甘いものをとったり、ちょっと昼寝をしたり、コーヒーを合間に飲むなどの工夫次第で、脳が集中できる環境をつくることも大切です。

第5章

記憶力を高める脳活用法

◎海馬を健康に保たなければ記憶力が悪くなる

「脳力」が高いこと、すなわち一般に「頭がいい」とされる一つの要素は、記憶力がいいことでしょう。ですから、記憶力を高め、記憶力のいい状態を維持することが、勉強や仕事をする上で大切なことです。

記憶力という場合には、「何かを覚える能力」「その記憶を保持する能力」「必要に応じてその記憶を引き出す能力」の三つがそろっていることです。

記憶力を客観的に評価するテストとして一般的なのは、数字のテスト、図形の形のテスト、人の顔のテストの三つです。

たとえば、図形のテストは、順番に違う図形を示していき、最後に、「三番目の図形はどれか」などと聞くものです。また、数字については、「３１６」とか、「５７３」などと、三桁の数字をたくさん示していき、最後に「五番目に出てきた数字は何ですか」と。人の顔については、顔を順番に出していき、最後に二つの顔を出して、「どちらが先に出た顔ですか」と。このようにして記憶力を測ります。

このように短時間だけ記憶しておけばいい記憶力は一般には「短期記憶」と呼ばれ、ご存知のように、海馬《かいば》が関与しています。海馬は大脳基底核《だいのうきていかく》にあり、タツノオトシゴや魚の尾の形に似た形なので、こう名づけられました。

最近の認知心理学では専門的には約二十秒間しか保持されない記憶を「短期記憶」、海馬が関与している一時間～一カ月程度保持される記憶を「中期記憶」と呼ぶこともありますが、ここでは海馬が関与している「中期記憶」までを「短期記憶」と呼びます。

また記憶の内容によって「手続き記憶」と「陳述記憶」に分けられます。

「手続き記憶」とは、体で覚える記憶、包丁の使い方、自転車の乗り方、テニスの仕方など、ものごとを行うときの手続きについての記憶のことです。

「陳述記憶」には「エピソード記憶」と「意味記憶」があります。「エピソード記憶」は個人的な、ある期間ある場所での体験などの記憶です。「意味記憶」とは、時間や場所に依存しない事実や知識の記憶のことです。

海馬が損傷されると、陳述記憶ができなくなります。つまり、新たな体験を記憶するエピソード記憶が損なわれ、新しい知識なども覚えることができなくなり「意味記憶」できなくなります。しかし、体で覚えていることはできますし、新たにテニスを覚えるといった「手続き記憶」は損なわれないのです。

「陳述記憶」も「手続き記憶」も長期記憶に分類されますが、海馬が損傷されることによって、「陳述記憶」ができなくなるのです。

海馬は、エピソードや知識などを短期間一時的に記憶しておいて、それを大脳皮質の長期的な記憶に移していく装置だと考えられています。ですから、海馬が損傷されることによって陳述記憶ができなくなるのは、正確にいえば、短期記憶ができなくなるというよりも長期記憶への移し替えができなくなると考えることができます。

海馬に血液が流れにくくなると、海馬は虚血《きょけつ》に非常に弱いので損傷されます。認知症の初期には海馬が損傷されるために、新たな知識を覚えるという「意味記憶」だけでなく、三十分前に食事をしたことも覚えていないといったように「エピソード記憶」も損なわれます。つまり「陳述記憶」ができなくなります。

ただし、初期の段階では、体を動かし何かをすることができます。それは「手続き記憶」がまだ保たれているからです。それでも認知症が進行すると、動くこともできなくなります。脳全体の神経細胞がどんどん死んでいくからです。

また、海馬はストレスにも弱く、ストレスを長期間受け続けることによってコルチゾールの分泌が続いて、海馬の神経細胞が破壊されてしまいます。

海馬が短期記憶に関与し、そこから長期記憶に移し替えられることになるとしたら、記憶について、かなり大きな役割をしていることがわかります。ですから、記憶力を高めるとはいかなくても、少なくとも記憶力を保つためには、できれば強いストレスを長期間受けることがないようにするなど、海馬を健康な状態に保つ工夫が必要です。

◎記憶を定着させる秘密

それでは、長期記憶は大脳皮質のどこにしまわれているのでしょうか。

ペンフィールド（カナダの神経外科医）という人によって、一九四〇年におこなわれた有名な実験があります。てんかん患者の手術をするときに、開いた脳の表面に電極を当てて、いろいろな部分に電気刺激をおこなってみました。

すると、側頭葉《そくとうよう》（左右のこめかみのあたり）の、ある特定の部分が刺激されると、昔住んでいたところを思い出す、あるいは、別の部分を刺激すると、過去どのようなことをしたかを思い出すなどと、自然にある記憶がよみがえったのです。そこでペンフィールドは、記憶は脳の横のあたりに蓄えられているのではないかと考えました。それが記憶の研究の最初です。今では、記憶は側頭葉だけではなく、大脳全体のいろいろな部分に断片としてしまわれていて、それがシナプスのつながりによるネットワークで呼び起こされる。つまりネットワーク全体に記憶が蓄積されていると考えられています。

認知症の初期では、最近の記憶が失われても、昔のことをよく覚えています。それは脳のネットワークで補っているからだと考えられます。しかし症状が進行してしまうと、大脳全体が萎縮して脳のネットワークのつながりも悪くなるので、昔のこともすべて思い出せなくなってしまいます。

そして、短期記憶から長期記憶に移行するのは、睡眠中と考えられています。クリック（イギリスの生物学者、ＤＮＡの二重螺旋《らせん》構造の発見者）という有名な学者が、眠るのは記憶を固定するためだといっていますが、今の段階では、睡眠は昼間の必要のない記憶を消し大事な記憶だけを残すというのが有力な説です。

ですから、よく徹夜で勉強するのはあまり脳によくないといわれますが、それは睡眠によって記憶が固定するのを眠らないことで妨げるからと考えられます。ということは、きちんと覚えようとしたら、勉強するだけでなく、十分な睡眠をとらなければいけないことになります。

◎脳のつながりがよくなれば記憶力が高まる

すぐに忘れないように覚え、さらに覚えたことを必要に応じて引き出して使えるようにするには、まず集中して覚えることが前提ですが、睡眠をきちんととってそれを長期記憶に移し替えて、さらに脳のネットワークのつながりをよくしなければならないことになります。

せっかく記憶に残っていることでも、なかなか思い出せないのは、脳のどこかに長期記憶として保持されていても、それを引き出せないということです。それでは、せっかく覚えていることが有効に使えません。

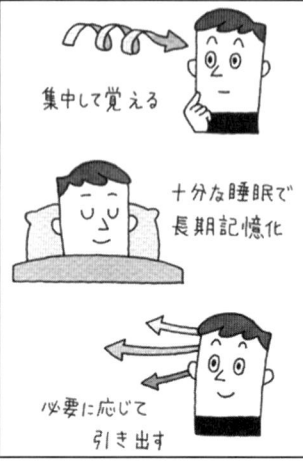

脳のネットワークが有効に働いているということは、脳の神経細胞同士のシナプスのつながりがいいのです。それによって、いろいろな記憶を必要に応じて引き出せるわけです。つまり、記憶力がいいというのは、最終的には、このシナプスのつながり方がいいかどうかで決まるのです。

最初にそのことを考えたのは心理学者のヘッブという人で、彼は「記憶とは、シナプスを強化するようなものであろう」といいました。実際彼の仮説は正しかったのです。

専門的になるので詳しい説明は省略しますが、レモとブリスという人が、神経細胞同士のつながり方を、さまざまな電気信号を与えることによって調べました。

一秒間に何百回と、非常に短い時間に繰り返し刺激を与えたところ、大きな反応が起こるようになり、一度大きな反応が起こると、何回刺激しても大きな反応が続いて起こるようになったのです。それが「長期増強」と呼ばれるものです。

つまり、高頻度刺激によって、神経細胞同士をつなぐシナプスに何かが起こり、つながりやすくなったのです。ブリスは、こうした反応が私たちの脳のなかで生じることで、記憶として蓄積されるのではないかと考えました。

二〇〇一年に、そのブリスの説が証明されました。長期増強が起きたときに、実際にシナプスに変化が起こり、電気が流れやすくなっていたことがわかったのです。

ということは、記憶力をよくするためには、脳の神経細胞に「長期増強」を起こして、シナプスにいい変化を起こさせればいいということになります。

どうすればシナプスにいい変化を起こすことができるか、もし何かを摂取すれば、その変化が起こるとすれば、それだけで記憶力がよくなることになるわけです。ですから、そういう研究が世界中でおこなわれるようになりました。

この長期増強にかかわっているのがアミノ酸のひとつで神経伝達物質として働いているグルタミン酸です。

グルタミン酸の受容体の型には三種類ありますが、その一つの受容体の働きが抑えられると記憶ができないということがわかりました。

しかもこの受容体は、二種類のタンパク質でできているのですが、子どもと大人では、そのうちの一つのタンパク質が変わるのです。子どものときのタンパク質の組み合わせのほうが大人のものよりも、ずっと記憶力がいいのです。

そこからわかるのは、大人になって年をとるにつれて記憶力が悪くなることに、こうした変化がかかわっているのではないかということです。

記憶力という点では、やはり子どものうちのほうがいいわけです。しかし、大人になると記憶力が衰えるようになっているのは、新たなことを覚えることは脳に負担がかかるので、経験を生かす方向に脳を働かせるために、その分の負担を軽くしているのかもしれません。

もちろん、経験に裏打ちされた思考力もあって記憶力も衰えなければ、そのほうがいいのはいうまでもないでしょうが。

ですから、大人になっても子どもと同じ型の受容体を持つことができればいいのですから、動物段階でそうした研究も進められていますが、現在のところ人間の段階までは進んでいません。今の段階では、脳の機能として、大人が子どものような記憶力を持つことは無理だということです。

しかしながら、こんな実験もされています。人為的に受容体を壊して、非常に記憶力の悪いネズミをつくりました。その二匹のネズミの一匹をオモチャのたくさんあるゆったりしたゲージに入れ、もう一匹を何もない狭いゲージに閉じ込めて、二カ月ほどして記憶実験をしたところ、オモチャのたくさんあるところに育ったネズミのほうが狭いゲージに閉じ込められたネズミよりも圧倒的に成績がよかったのです。同じように生まれつき記憶力が悪いネズミでも、その後の環境次第で記憶力が大きく違ってきたのです。

ですから、生まれつき記憶力がいいかどうかの違いもあるのですが、環境によっても大きく変わる可能性が高いのです。

ということは、いい環境で生活すれば、記憶力もよくなるかもしれません。このネズミの実験から類推されるのは、人間も身近に面白そうなことがたくさんあって、好奇心が向く、面白いことをやり続ければ、記憶力も衰えないですむ、あるいはよくなると考えられます。

◎女性ホルモンはシナプスのつながりをよくする?

さて「長期増強」によって、シナプス間のつながりがよくなるわけですが、脳のスライスを用いた動物実験の段階では、培養液のなかに女性ホルモンのエストロゲンを添加すると、長期増強がさらに強化されることがわかっています。

そこから、女性ホルモンが記憶のときに非常に重要な役割を果たしているのではないかという論文が数多く発表されています。

人間の脳でもそういったことがあれば、女性のほうが記憶力がいいということになります。しかし、実際に女性が男性よりも記憶力がいいのかといえば、有意差はありません。むしろ大きいのは性差ではなく個人差です。

女性が更年期障害などで記憶力が低下することがありますが、その場合には、女性ホルモンが関係しているのかもしれません。

もしかしたら、男性では男性ホルモンも関係しているかもしれません。エストロゲンではありませんが、何かを加えることで、記憶力が高まるのではないかといった実験は、世界中でいろいろ行われています。そんな薬ができれば、手軽に記憶力を高めることができるようになるわけです。しかし、現在のところ、残念ながら、そんな薬は開発されていません。

すでにお話ししたように、一時的に集中力を高める薬品にADHDの薬であるメチルフェニデートやナルコレプシーの薬のモダフィニルという薬があります。たしかに集中力が高まれば記憶力も高まることでしょう。しかし、これらは一時的な効果に過ぎませんし、常用すれば危険が伴うのは、すでにお話ししたとおりです。

ということで、薬品に頼らず、自分の生活習慣によって、シナプス間のつながりをよくすることが、回り道に見えて、もっとも安全で効果が上がる方法といえます。

◎タバコを吸わないほうが頭の働きはいい

記憶力に関係するのはアセチルコリンという神経伝達物質です。アセチルコリンは体の中では、骨格筋、心筋、内臓筋などの筋繊維の受容体と結合し、その収縮を促進したり、自律神経の副交感神経を刺激して脈拍を遅くしたり、唾液の生産を促したりします。

脳内では、私たちが記憶したり、考えたりしているときには、前頭前野でアセチルコリンの伝達が盛んになっています。つまり、その伝達がよくなれば、集中力や記憶力、そして思考力が増すといった効果があります。

それならアセチルコリンをたくさん摂れば、集中力、記憶力、思考力がよくなるのではないかと思われるかもしれません。

単純に考えればアセチルコリンをふやすには、アセチルコリンになる食べ物を食べたほうがいいことになります。それがレシチンというリン脂質です。レシチンを摂ると体内でコリンという物質ができ、それが変化してアセチルコリンになります。

レシチンを多く含む食べ物には、卵黄、ゴマ油、コーン油、小魚、レバー、ウナギ、穀類、大豆など数多くあります。ですから、アセチルコリンについては、普通の食事をしていれば私たちは十分に摂っているのです。それ以上摂ったからといって、別に記憶力がよくなるわけではありません。

しかし、タバコを吸う人は、いくらレシチンを十分に摂っていても、脳内のアセチルコリンの働きが悪くなります。それはニコチンが脳内に入ると、アセチルコリンよりも先にアセチルコリン受容体に結びついてしまい、アセチルコリンの伝達が悪くなるからです。

タバコを吸う人は、タバコを吸うと頭がはっきりするといいますが、それは大量に入ってきたニコチンがアセチルコリン受容体に結びつき、アセチルコリンの代わりの働きをするからです。これが長く続くと、本来受容体に結びつくはずのアセチルコリンを受容することができなくなるので、それらを受け取るために受容体を必要以上につくります。

そのためにアセチルコリン受容体がふえすぎます。受容体が多いので、ニコチンが切れたときには、アセチルコリンがどの受容体に行っていいかわからなくなり、受容体と結びつきにくくなるのです。そのために頭の働きが悪くなり、ボーッとした状態になります。さらに、ニコチンを過剰に摂ると、本来出るはずのアセチルコリンがどんどん出にくくなっていきます。

こう説明すればおわかりいただけると思いますが、タバコを吸う人は、吸っていないときよりも知的能力が下がっているのです。

しかも、ニコチンを摂ることによって、ドーパミンが出ます。アセチルコリン受容体の近くにドーパミン受容体があり、ニコチンがアセチルコリン受容体に結びつくことによって、ドーパミンも同時に放出されるからです。そこで、タバコを吸うことで快感を感じ、タバコをやめられなくなりニコチン依存になるのです。

ニコチンには一時的には集中力を高めるなど能力を高める効果がありますが、今説明したように、依存症になりやすく、アセチルコリンの働きが悪くなるので、タバコを吸わないときの能力は落ちていることになります。

吸わないほうが頭の働きはいいのですから、今タバコを吸っている方は禁煙したほうがいいと思います。頭の働きについては、ほぼ一カ月で元に戻ります。つまり、ひと月たてば、ニコチンの力を借りなくても頭は働くようになるのです。それはほぼひと月で遺伝子のオン、オフが変わるからです。

ただし、吸っている人にとって禁煙が大変なのは、依存症になっている人は、タバコを吸うことでドーパミンが分泌されるようになっているからです。よく三カ月禁煙したけれど、一本吸ってしまったら、また元に戻って吸うようになってしまったという話を聞きます。それは、一本吸うことで、ドーパミン神経を動かして過去の快楽を思い出してしまうからです。アルコール依存の場合には完全に禁酒を続けなければいけませんが、この治療同様に、完全にタバコをやめるためには、「一本だけなら」といった誘惑を拒否しなければできないということなのでしょう。

◎暗記はやればやるほど、早く覚えることができる

どなたも経験があると思いますが、何かを暗記しようとするときには、声を出して

繰り返し読みます。さらにそれを書くことで、もっと記憶が定着します。

ここでのポイントはまず繰り返すことです。そして、まず文字を読むことで目を、声を出すことで口を、その自分の声を聞くことで耳を、書くことで手を、というように五感をフル活動させることが大事なのです。

何かを記憶するには、このような単純な練習の繰り返しがもっとも効果的です。さらに繰り返し暗記をすると、徐々に記憶するのに時間がかからなくなります。それは、反復練習することによって、脳のシナプスのつながりがよくなるのではないかと考えられます。つまり、繰り返しの刺激によって、「長期増強」が起こると推測されます。

暗記が得意な人と苦手な人がいますが、ある程度、生まれつき暗記力がある人とない人がいます。それは遺伝で仕方ないことです。得意な人は一〜二回で覚えてしまうでしょうが、苦手な人は十回も繰り返し暗記をしなければ覚えることができないかもしれません。平均的には三〜五回程度繰り返すことで覚えることができます。

自分は十回以上やらなければ覚えることができないからと悲観することはありません。苦手だと思い込むと、ますます暗記しようとしなくなります。それでは、いつまでたっても苦手なままです。

はじめは大変かもしれませんが、暗記はやればやるほど、だんだん早く覚えることができるようになります。はじめのうちは、たとえば英単語一つ暗記するのに、十回以上、声を出して読んで書かなければ覚えられなかったとしても、それを毎日繰り返すうちに、だんだんと時間がかからなくなり、三〜五回の繰り返しで覚えることができるようになるはずです。

英単語を覚えさせるテストでは、三回繰り返し暗記させると一〇〇パーセント近く覚えます。一回の暗記では半分くらいしか覚えていませんが、二回目暗記するとグンと上がって、三回目ではほぼ一〇〇パーセント近くの人が覚えています。そして面白いことに、それ以後繰り返しやっても、だいたいその水準でとどまります。

なかには、回を重ねて少しずつよくなるという人もいます。生まれつき記憶力が悪いということもあるかもしれませんが、それよりも暗記するときに、集中していないことが大きいと考えられます。

努力しているにもかかわらず、もの覚えが悪いという人は、もしかしたら遺伝的な面があるのかもしれません。しかし、それはたんに記憶力だけの問題であって、頭が悪いというわけではありません。

一～二回で覚えることができる人が頭がよくて、五回も六回も繰り返さなければならない自分は頭が悪いなどと思い込む必要はありません。一回で覚える人は忘れるのも早いかもしれません。何回も繰り返さなければ覚えない人は、忘れるのが遅いかもしれないのです。

つまり、記憶力といっても、覚える能力、それを保持する能力、そして必要に応じてそれを引き出す能力があるのですから、何回も繰り返さなければ覚えることができない人は、最初の覚える能力が弱いだけかもしれません。しかし、それも暗記を繰り返していけば、だんだん早くなるのです。

記憶力はたしかに年齢とともに衰えを感じるようになるものです。一般に暗記力や新たなことを覚える能力はだんだんと衰えていきます。四十歳を過ぎれば、脳細胞は十年で五％ずつ減っていきます。すると、六十歳で四十歳までの九〇％、七十歳で八五％、八十歳で八一％、九十歳で七七％になる計算になります。

年齢とともに、当然衰えていく能力もあります。経験知を生かした判断力などは衰えませんが、記憶力や創造力などは年齢とともに衰えやすいものです。しかし、年をとっても、新たなことを覚える習慣を持っていれば、それほど衰えることはありません。若いときには三回で覚えることができたことが五回かかるようになるかもしれませんが、その能力を維持することは可能です。

記憶力が弱い、年とともに衰えてきたといって、悲観することはありません。そんなことでくよくよしていたら、かえって「脳力」を低下させることになります。いくつになっても新たなことを覚えることはできるのです。辛抱強く、覚えることを繰り返し、そのことを習慣にすればいいのです。

第6章 脳をうまく働かせる人が頭がいい

◎知能が高い人の脳の働き方、低い人の脳の働き方

世の中には、「頭がいいな」と思える人もいれば、「頭が悪いな」と思えるような人もいます。

頭がいい、悪いといっても、記憶力、計算力、言語力、思考力、集中力、創造力、空間認知力など多様な要素があるので一概にはいえません。

一般に測ることができる知能テストとしてはＩＱテストがあります。これによって、言語力、計算力、空間認知力などを含めての「知能」ということで、ある程度頭のよさがわかります。今は学校ではＩＱテストがおこなわれていないので、ほとんどの方は自分のＩＱをご存知ないでしょう。

客観的な基準で、頭がいいかどうかは、このＩＱテストを参考にするしかありません。このＩＱテストの数値が高いほど頭がいい、低い人は頭が悪いということになります。ただし、このテスト結果が、そのまま世の中でいわれるような頭がいい、悪いを決めるわけではありません。一つの基準に過ぎないということです。

そこでＩＱが高い、いわば頭がいい人とＩＱが低い人では脳の働き方が違っていて、ＩＱが高い人は処理能力が速い、つまり脳のシナプス間のつながりが速いのではないかと思われるかもしれません。しかし実際は、脳の電気の伝わる速さはほとんど変わりません。

たとえば計算なら計算のように、何か同じ作業をしてもらい、脳のどこが働いているかを調べます。するとＩＱが高い、いわゆる頭のいい人の脳のほうがＩＱが低い人よりも動いていないのです。ＩＱが低い人は脳のいろいろな部分が動いています。ＩＱの高い人のほうが一般に作業時の脳の血流量が低いのです。

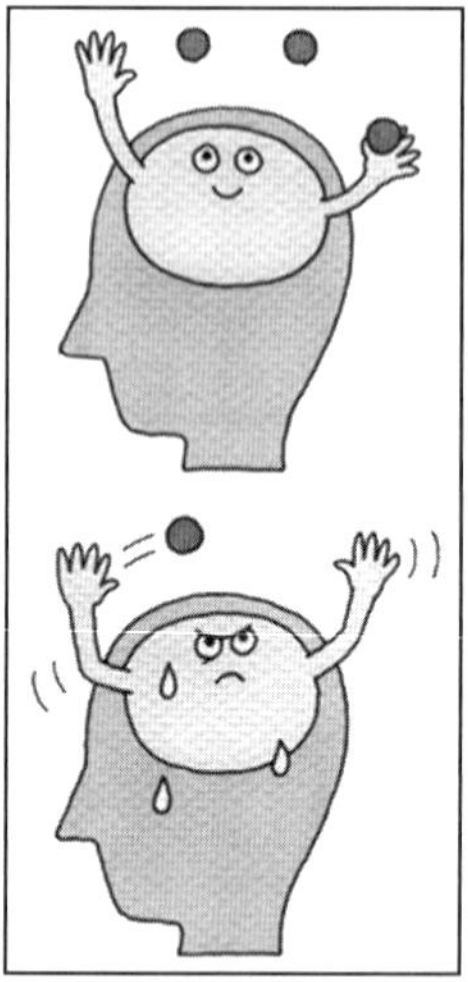

つまり、ＩＱが高い人は、脳の神経回路が速く回っているのではなく、神経回路のつながりに無駄がなく、記憶の形成や引き出しが効率よく行われているのです。さらに、ＩＱの高い人は刺激への反応時間が短いのです。

そこからわかるのは、ＩＱが高い人の脳は効率よく働いていて無駄がなく、Ｉ

Ｑが低い人の脳は無駄に働いているけれど、効率は悪いということです。ですから、同じ作業をしても、ＩＱが高い人のほうが脳をあまり使っていないので、頭が疲れないのです。逆に、ＩＱが低い人は、同じことでも脳をフルに使っているので、すぐに疲れてしまいます。

ここからわかるのは、同じことを勉強したり作業したりしても、ＩＱが高い、頭がいい人ほど効率よくできるので、脳は疲れず、勉強や作業も進むことになることです。

◎練習を繰り返すことで脳は効率よく働く

今頭のよさの一つの尺度として、ＩＱが高いか低いかということを基準にした研究についてお話ししましたが、多くの人はＩＱが平均値に入っています。特別ＩＱが高い人はわずかですし、何らかの障害がある特別にＩＱが低い人もわずかです。

もちろんＩＱが特別高く、生まれつき頭がとてもよくて、同じことを効率よく覚え、効率よくこなしていく人もいるでしょう。しかし、それほどもの覚えがよくなくても悲観することはありません。たいていの人はそうなのですから。

もしかしたら自分は頭が悪いかもしれないと思っても、諦めることはありません。脳は使うことで、どんどん働くようになるのです。ですから、はじめは非効率的であっても、練習を積み重ねることで、効率よく働くようになります。

たとえば、ネズミなどの実験で迷路を通って目的地に達するまでの速度を測定するテストがあります。最初のうちは寄り道をして無駄に時間がかかります。しかし、何度か同じことを繰り返しやらせるうちに、だんだんと目的地に達するまでの時間が短くなってきます。何度か繰り返すうちに、脳は一所懸命に働いて最短距離を覚えていくのです。

学習して最短距離を覚えれば、寄り道せずに目的地にたどり着けますから、脳を使っている時間も短くなるので、脳は疲れなくなります。

慣れないことについては、脳の負担も大きく、最初のうちは、それだけいろいろな部分を働かせることになります。それだけ働かせるのですから脳は疲れますが、そのことによって脳は鍛えられるのです。繰り返すことで脳が学習し、だんだん効率よく働くようになります。そして、省力化して疲れなくなります。疲れなくなれば、脳はもっと働くようになります。

生まれつき頭がいい人は、慣れないことであっても、脳はすぐに効率的に働くようになるのでしょう。それに対して、普通の人はすぐに効率よく働くようにはならないかもしれません。

しかし、生まれつき頭がいい人が一回でできることであれば、普通の人なら三回繰り返せばできるようになるでしょうし、多少頭が悪いと自覚している人でも、五回、十回と繰り返せばいいのです。そうすれば、脳はその処理のための最短距離を覚えて、処理速度は必ず上がります。

自分であまり頭がいいほうではないと思っても悲観することはまったくありません。脳が効率よく働くようになるまで、頭がいい人よりは時間がかかるかもしれませんが、繰り返せば必ずそこに到達できるのです。ただし、そのためには、繰り返し練習することが必要です。

そして次に別の勉強や仕事をするときには、脳の働きは活発になっているので、それほど繰り返してやらなくても、効率よくできるようになっているはずです。練習すればするほど、脳は効率よく働くようになり、疲れもせずに処理速度が上がっていきます。

いくら頭がよくてもまったく練習しなければできるようにはなりませんし、怠けていたら、脳は働かなくなるのです。

このネットワークを支えているのが、シナプスのつながりです。シナプスのつながりは脳を使えば使うほどよくなっていくのです。

ちょっと専門的な構造に触れておくと、「大脳皮質」と呼ばれる脳の表面に、脳の神経細胞百四十億個のほとんどが集まっています（「大脳辺縁系」といわれる大脳の内部、たとえば海馬などにも神経細胞はありますが、大脳皮質に比べてそれはわずかです）。

大脳皮質の神経細胞がある部分は灰白質《かいはくしつ》と呼ばれ、厚さは二〜三ミリの層をなしています。大脳皮質の下には白質という層があり、この白質には神経細胞がなく、神経細胞から出ている神経線維（神経細胞の細胞体から延びる軸索や樹状突起）で成り立っています。神経線維のほうは、シナプスをつくって、成長とともに枝分かれをふやします。

大脳皮質の灰白質の神経細胞がその下の白質の神経線維間のシナプスによって複雑に結びついているのです。そして、脳の神経細胞は基本的にはふえませんが、神経線維はいくつになってもふえていきます。

「大脳皮質はパワーをつくる」「白質はスピードをつくる」といわれています。つまり、大脳皮質の神経細胞の働きが脳のパワーを規定するのですが、白質の神経線維のつながりによってスピードが決まるというわけです。

私たちの「脳力」は、そのパワーとスピードの両方で成り立っているのですが、パワーを支える神経細胞の数はすでにお話ししたように、四十歳以後減ってはいきますが、認知症にかかるなどして、急激に減ることがない限りは問題はありません。むしろ、その違いのもとはスピードにあって、神経線維間のシナプスのつながり方によるといっていいのです。

◎「脳力」は、生まれつきよりも環境が大きい

知能については、世界中で知能の遺伝子を探そうという試みが行われています。つまり、頭のいい遺伝子があるのかという追求です。

歴史からいうと、ＩＧＦ（インスリン様成長因子＝Insulin-like growth factors＝ＩＧＦ－1とＩＧＦ－2がある）というインスリンと配列が類似したポリペプチドがあります

が、そのＩＧＦ‐２受容体が、頭のいい遺伝子だと一九九六年に発表されたことがあります。

イギリスの非常に知能の高い人が集まる「メンサ」（一九四六年にイギリスで創設された、全人口のうち上位二％のＩＱを有する者に入会条件を限定した国際的な団体。普通の人には理解されにくい高い知能を持つ者同士の交流を目的とする。会員数は全世界で約十万人といわれる）というグループがあります。そのメンサのグループの人とそうでない人を比較して、遺伝子に違いがないかを調べたところ、ＩＧＦ‐２の受容体の遺伝子に違いがあることがわかり、このＩＧＦ‐２の受容体の変異があると、頭がよくなるということが発表されました。

初めて頭のいい遺伝子が見つかったということで一時期話題になったのですが、後になって誤りであることがわかりました。

もう一つは、精神遅滞の遺伝子が今まで百個ぐらい見つかっています。

精神遅滞の遺伝子があるということは、ある遺伝子が悪い方に変異したら精神遅滞になるので、それがいい方に変異したら頭がよくなるかもしれない可能性があると考えられます。そこで、そのわかっている百個の精神遅滞の遺伝子の配列を、ＩＱが高い人について調べてみたのです。すると、頭のいい人にはその遺伝子に一切変異がなかったのです。

そのほかに、DNAチップというものを使って、大掛かりに遺伝子が調べられていますが、それでも頭のいい遺伝子があるというはっきりとしたデータは現在のところ出てきていません。

また別の調査では、頭のいい人のグループと頭の悪いグループを経済的状況で分けたものがあります。

すると、貧しい子どもたちのなかで、頭がいいか悪いかは、ほとんど遺伝的な影響はないという結果が出ています。アフリカなどでは、一般的に栄養をたくさん摂ることができる村の子どもたちはIQが高くて、栄養が少ないところはIQが低いのです。つまり、頭がいいか悪いかは、どうも栄養状態など環境要因が大きいらしいことがわかりました。

一方、非常に裕福な人たちの子どもたちを調べてみると、そのなかに明らかにIQが高い家系というのがありました。裕福な層の子どもたちは当然ながら栄養には問題はないので、そこには遺伝的な要因があるのだろうと推測されています。今は、そこで、どういう遺伝子が関係しているかが調べられています。しかし、現在まで見つかってはいません。

裕福だからといって、教育熱心な家庭かそうでないかといった環境要因もあるかもしれません。そうした環境要因を考慮に入れると、遺伝的な要因だけかどうかは疑問かもしれません。

今のところ、生まれつきの素質以上に大きな影響を及ぼしているのが環境であることは、経済的に豊かな環境で育つほうが知能が高いという結果からも明らかなようです。

最近、日本では教育における経済格差ということが問題になっています。たしかに、経済的に恵まれた家庭で育った子どものほうが、親が子どもの教育にお金をかけることができるので、教育レベルが高くなるのは確かなようです。お金をかけて塾などに通わせれば、通っていない子どもよりも、勉強時間はふえるでしょうし、勉強習慣もつきやすいとはいえます。ですから、一般には経済的に豊かな家庭の子どものほうが勉強ができるようになり、いい学校にも進学しやすいのでしょう。でもそれも大学入学まで。あとは、皆さんの努力だけが問題となります。

しかし、日本ではアフリカのように栄養状態が悪く、脳に悪影響を及ぼすということはまず考えられません。塾に通う余裕がないとしても、自分で勉強する習慣をつけることは可能です。親が塾や私立の進学校に通わせる経済的余裕がないとしても、自分で脳にいい環境をつくることはできると思います。

また大人になれば、脳にいい環境をつくるかどうかは、自分次第です。

◎記憶にかかわる遺伝子は膨大にある

もし、その遺伝子がオンになっていることで知能がよく働かないという遺伝子がわかれば、その遺伝子をオフ、つまり働かないようにすれば知能が働くようになります。逆に、その遺伝子がオンになれば頭がよく働き、オフ状態で頭が働かないことがわかれば、どうすればオンにできるかを見つければいいわけです。

もっとも手軽にオン、オフにできるのは、薬品によってです。ある薬品を飲むことによって、記憶にかかわる遺伝子がオンになり、記憶力がよくなる、集中力にかかわる遺伝子がオンになれば集中力が高まることになります。

すでにお話ししたように、ナルコレプシーの薬のモダフィニルという薬は、健康な人が服用すると集中力が高まります。この場合には、ドーパミン神経に働きかけるのですが、そのときに遺伝子を細かく調べれば、遺伝子がオンになっているものがあると推察されます。ですから、それも薬による遺伝子に対する働きかけとも言えるわけです。

そのような研究をするために、たとえば記憶力についてであれば、人が何かを記憶するときにオンになるような遺伝子を探せばいいということになります。

遺伝子がオンになって働けば、DNA（デオキシリボ核酸）からRNA（リボ核酸）というものができます。ですから、ネズミに何かを記憶させてそのときに解剖してRNAを取り出せば、そのときにオンになっている遺伝子がわかります。

覚えているときにオンになっている遺伝子と覚えていないときにオンになっている遺伝子を調べ、覚えていたときだけオンになっている遺伝子を調べれば、記憶にかかわる遺伝子がわかることになります。こうしたことは動物を対象にすれば可能で、多くの研究者が調べています。

しかし、このような研究でわかってきたことは、記憶したときにオンになっている遺伝子がわずかな数ではなく膨大な数だということです。何か覚えたときには脳の半分くらいの遺伝子がオンになっているのです。つまり、別にものを覚えようとしていなくても、脳はかなりの遺伝子をオンにして使っているというわけです。

脳は体の中でも多くのエネルギーを消費しますが、それだけ消費するということはつねに働いている遺伝子が多いということです。

ネズミの実験ではものを覚えるときにオンになる遺伝子が五千個くらいあるのがわかってきています。その一つずつの遺伝子を調べていけば、記憶に関する遺伝子というものがわかってくるかもしれません。もちろん、五千個の遺伝子を一つひとつ調べるためには、実験に膨大な時間と費用を費やします。

いずれはそうした遺伝子がある程度特定できるかもしれません。

◎自分の力で脳にいい影響を及ぼす遺伝子をオンにできる？

遺伝子が特定できたとしたら、記憶力をよくするためにはその遺伝子をオンにする、集中力を高めるには、その遺伝子をオンにするといったことができればいいことになります。

何かをすればオンになることがわかっている遺伝子も、わずかですがあります。たとえば、体温が上がったり下がったりすることで、オン、オフが切り替わる遺伝子です。この体温が上がればオンになる遺伝子は、走るといった運動をする、お風呂に入って温まるといったことで、オンにすることができるわけです。

しかし、勉強や仕事の能率を上げることにかかわるような遺伝子ということでは、残念ながら特定できていません。もし見つかったら、その遺伝子がオンになるかをさまざまに調べてオンになることをやればいいわけです。

どの遺伝子がオンになるかは特定できませんが、集中しているときには、脳の部分としては、前頭前野が活発に働いています。逆に考えれば、前頭前野を活発に働かせるようなことをすれば、集中力にかかわる遺伝子がオンになっている可能性があるわけです。

チベットのお坊さんが坐禅を組んで瞑想《めいそう》に集中しているときの脳の状態を、ＭＲＩで調べたところ、前頭前野の左側のほうが活発に働いていたそうです。この場合は瞑想することで前頭前野が活性化するわけです。

しかし、同じように坐禅を組んで瞑想したからといって、私たち素人の脳の動きが簡単にそうなるかどうかは疑問です。私たちが坐禅を組んで瞑想しようとしても、たぶん、いろいろなことが思い浮かんできて、瞑想に集中することができないでしょう。そんなときの脳の働きは、チベットのお坊さんとはまったく違うはずです。

瞑想をしても、普段瞑想をしなれていない人は、なかなか集中に入れないでしょう。人によって、同じことをしても集中できるとは限らないのです。

誰でもがこのことをすればすぐに集中できるというのであれば、手軽にオンになる、限られた数の「集中遺伝子」といったものがあることになりますが、実際はそうではないのです。勉強や仕事、考えることなどに集中するといった高度な能力には、脳のいろいろな部分がかかわり、それにかかわる遺伝子も当然膨大な数になります。

ということで、特定の遺伝子だけオンにするというのは、とても難しいわけです。

ただし、一般に適度な運動をすれば、体にとっていいだけでなく、脳にとっていいことは間違いありません。体を動かすことで体内の血流がよくなり、それにともない脳の血流もよくなると考えられます。それによって、全体的に脳力を高める遺伝子がオンになるのではないかとも考えられます。

また、運動することで病気のリスクが下がります。体が健康でなければ、やはり人は十分に脳力を発揮することはできません。ですから、体を健康に保つことは、脳力をつねにフルに発揮する前提になります。

さらには、心の問題も脳力に大きな影響をもたらします。体に異常がなくても、悩みが大きければ心の健康が保てなくなることも起こります。悩みにとらわれ続けるとうつになりますが、うつ状態のときは脳力は低下していきます。ですから、心も健康に保つことが脳力をフルに発揮する前提になります。適度な運動をすることで、気分転換ができ、悩みを紛らわせ、リラックス効果もあります。ですから、体も心も健康を維持するには、適度な運動をすることがいいのです。

そのことが脳にもいい影響を及ぼし、脳力を十分に出すことにつながるはずです。

今の段階で私たちが自分の力で脳にいい影響を及ぼす遺伝子をオンにできるのはないかと想定できるのは、適度な運動を続ける、勉強、仕事に集中する習慣をつけるなど、毎日の生活習慣です。

自分の脳の状態をベストコンディションにもっていくように、日頃の生活を築いていくことができる人が、ほんとうの意味で頭がいい人です。

本章で、これまでお話ししてきたように、生まれつきの頭のよさというのがあるのは確かでしょうが、遺伝子レベルでどこが違うのかということまでは解明できていません。また、ずば抜けた天才は別として、私たち普通のレベルの脳であれば、脳の構造や機能の違いはほとんどないといえます。そんなことよりも、育ってくる環境のなかで、どのように脳を働かせてきたか、そしていま現在、どう働かせているかが問題なのです。

第Ⅱ部 実践編 脳が喜ぶ生活習慣

第7章
脳が十分に働くための生活

◎朝型・夜型は関係なく、規則的な生活で脳が働く

最近では朝型生活が脳にいいのではないかといわれていますが、ほんとうにそうなのでしょうか。

社会人になって、企業などに勤めれば、フレックスタイム制の会社も一部にはあるでしょうが、ほとんどの人は朝会社に出なければなりません。時に夜更かしをすることがあっても、基本的には朝型のライフスタイルになるでしょうし、二十代半ばまでは、学生時代の不規則な生活習慣から抜け出せないとしても、そんな生活では昼間がつらいので、三十代になればたいていの人は自然に朝型になっていきます。

かつて早寝、早起きが普通だったのは、電気がない時代には夜遅くまで起きていることができないので、早く寝て早く起きる生活だったからです。

ところが、現代では、夜でも明るい電灯のもとで仕事ができますし、パソコン、テレビ、また終夜営業の店なども多くなって、夜遅くなっても仕事もできれば、いろいろな遊びも楽しむことができます。ですから、縛りがなければ、どんどん夜遅くまで

起きる生活になりがちです。朝型ではなくても、規則的に生活していれば、脳の働きに問題はないのです。朝早く起きる生活の人は、午前中から脳が活発に働くのに対して、お昼頃に起きる人は、脳のエンジンがかかるのが遅く、昼近くに起きれば午後から脳が活動しはじめるという違いです。

たとえば朝六時に起きた人は、起床後一時間後くらいから午前中いっぱい脳がフルに働き、昼食後は少し疲れが出ます。しばらくすると、多少回復して夕方までは脳は働きます。しかし、夕方五時を過ぎれば、脳はだんだん疲れが出てきて働きが落ちてきます。

それに対して、昼近くに起きる人は、午後一～二時くらいから活発に働きはじめるので、夕方にはまだ疲れが出ません。夕食後は多少疲れが出ますが、朝六時に起きた人から見れば、時差が六時間あるのですから、朝型の人の夕方の五～六時に匹敵する十一～十二時頃に疲れが出ることになります。

つまり、基本的には朝型も夜型も、脳が働き続けることができる時間はそれほど変わるわけではありません。ただ、活発に働く時間帯が違うだけです。

夜型といっても、普通に昼間働いている社会人であれば、通勤時間にもよりますが、遅くても午前七～八時には起きなくてはいけないので、午前一～二時頃には寝るでしょう。朝型の人は、十一～十二時前後には寝て、六時頃に起きるというパターンでしょう。社会人の朝型と夜型の違いはせいぜい二時間程度だと思います。その程度の夜型であれば、まず問題はありません。

毎日規則的に夜中の三時頃まで起きているといった夜型の人は、九時からはじまるような仕事では体がもたないでしょう。勤務体制が昼からの仕事であれば、昼からきちんと頭が働けばいいので、寝る時間が遅く、起きる時間が遅い生活でもいいのです。

脳の働きとしては、朝型でも夜型でも、あまり変わりはありません。その人の仕事に合わせて、規則的に生活して、頭が働く時間を調整すればいいのです。実際、高齢になってもいまだに夜型で、旺盛に仕事をしている五木寛之さんのような方もいます。このような人たちは、規則的な夜型といえます。

◎脳にとってもっとも悪い不規則な生活

一般に「夜型」といわれているのは、不規則な生活を送っている人たちです。毎日規則正しく夜遅く寝るのではなく、ある日は朝八時に起きて翌日午前三時に寝て、その翌朝は十二時に起きるといった不規則な生活をしているのが、「夜型」といわれているのです。

学生の生活が典型的です。週に二～三回、朝九時からの授業があれば、それに合わせて、早起きして大学に行かなければなりません。あとの週四～五日は昼から起きたり、夕方に起きたりといった不規則な生活をしていたら、朝早い授業時間には頭が働かないことになります。

つまり、夜型生活をしている人のほとんどは、純粋に規則的な夜型生活ではなく、不規則な生活をしているのです。

実際、不規則型の生活をしていると、夜遅くまで起きていることが多く、夜になると元気になるように思え、自分では夜頭が冴えてくると思い込んでいます。ですから、夜遅くなってから勉強などをすることになります。しかし、実際に計算などをさせてみればわかるのですが、夜はあまり脳が働かないのです。

夜型に偏りがちの不規則型の人でも、効率がいいのは夜ではなく午後なのです。つまり、午後の時間帯のほうが脳は働いていて、夜はあまり働いていないのです。

つまり、不規則な生活を送っていると、脳がもっとも効率よく働く時間に脳を有効活用せずに、あまり効率がよくない時間帯に使うという非効率的な脳の使い方をしがちです。ということで、毎日規則的な生活をしている人よりも、脳の働きは落ちることになります。

しかし、普通に社会生活を送るようになれば、たいていの人は、ある程度規則的な生活を送らざるを得なくなるので、問題はないと思います。

社会に出ても、二十代のうちはまだ学生時代の生活を引きずっていて、生活が不規則になりがちですが、それでも何年かしたら、朝型生活にも慣れてきて、夜遅くまで起きている人でも、睡眠時間が少ないなりに、何とか遅刻せずに出勤できるようになります。また、そうならなければ、ビジネスマンとして通用しません。若い時代は睡眠時間が少なくても、体も脳も何とかなるものです。

しかし、三十代になると、夜遅くまで起きている生活は体力がもたなくなるので、だんだんと朝型になっていきます。四十代になれば、不規則な生活をしている人は、普通のビジネスマンであればほとんどいなくなります。もし、そんな不規則な生活をしていたら、朝起きられません。

四十代を過ぎても、不規則な生活で通じるのは、出勤時間が多少自由な仕事です。マスコミや自由業の方などには、高齢になっても夜型や不規則型の人がけっこういます。といっても、最近はマスコミなども朝型で仕事をするほうが多くなっているということです。

ですから、規則正しい生活になるのは自分で選んでというよりも、仕事次第であって、会社生活に依存しているからといってもいいのです。

どのような会社であれ、普通に仕事をしている限り、ある程度規則的な就業時間があります。普通は朝九時からですが、それが十一時からであっても、午後の時間帯からであっても、規則的である限り、それに合わせた生活で脳は十分に適応します。

学生のように自分で好きで不規則な生活をしているのであれば、疲れたら休むこともできます。しかし、問題なのは、朝早くからのこともあれば、夜から出ることもあるといった勤務状態が変則的な仕事です。当然、体にも負担をかけますし、脳の活動時間も変則的になりがちです。

私たちには、サーカディアン・リズム（概日《がいじつ》リズム）という生体リズムが組み込まれており、二十四時間より少し長い周期が太陽光によって毎日リセットされて二十四時間になるようになっています。その意味で夜に仕事をすることは、やはり体に無理を強いることになるのです。仕事上どうしても不規則型の生活をしなくてはならないという人は、変則的な勤務に応じて、少しずつ時間をずらして適応していくといった工夫が必要です。

最近、どうしても夜に勤務しなければならない人（シフトワーカー）は、がんになりやすい、という研究結果が発表されました。私たちの体内のすべての細胞に独特の生体リズムがインプットされており、それが夜勤によって攪乱《かくらん》された結果、がんになりやすいというわけです。せいぜい一・三倍程度ですが、それでもこわいですね。

◎徹夜すると脳の働きがよくない

規則的な夜型生活といっても、徹夜して太陽が昇って明るくなる時間まで起きているのは、脳にも体にもよくありません。徹夜をすると、前頭葉の働きが明らかに悪くなるのは、いろいろなデータからも明らかです。

暗いときに脳から睡眠を促すメラトニンが出ます。そして光に当たってリセットすせん。人間の日周リズムはこの松果体が司っています。

　メラトニンはこのように睡眠と関係しリラックスさせる作用があります。このメラトニンは以前はいろいろな症状に効果があるといわれましたが、現在では効果があるのは時差ぼけ程度であるといわれています。

　明るい時間に眠ると、メラトニンがつくられにくくなり、当然眠りも浅く、リラックスできず、結果として体力が落ちるのではないでしょうか。また光には、冬期うつ病を治療する効果もあります。

　ですから、生体リズムを変えないためにも、夜明け前には就寝したほうがいいのです。さらに夜中の三〜四時など夜遅く眠ると、夏などは二時間、冬でも四時間くらいで明るくなりますから、ぐっすりと眠ることができる深い睡眠時間が短くなるという弊害があります。

　同じように規則的な生活であっても、夜型よりも朝型の生活習慣のほうが、深い睡眠がとれるので、体も脳も休まり、脳にも体にとってもいいということができます。

　最近、朝早く起きて活動する朝型生活がいいといわれるのは、そのような理由からです。普通の社会生活においては、今お話ししてきたように、一般には昼間働くようになっているのですから、それに合わせるほうがいいわけです。

◎理想的な睡眠時間は七・五時間

睡眠時間は人によって個体差があります。五時間で済む人は毎日五時間睡眠でも、体も脳も活発に働きますし、八時間眠らなければならない人は、睡眠時間が短いと、なんとなく調子が悪いのです。

しかし、睡眠時間はある程度、生活習慣によって変えることができます。それまで九時間眠っていた人を五時間睡眠にしようとした実験があります。半年ほどの時間をかけて、徐々に睡眠時間を短くしていきました。すると、その人は体も頭の働きもそれ以前と変わらずに、五時間睡眠で済むようになりました。

つまり、自分は八時間眠らないと調子が悪いと思い込んでいる人でも、五〜六時間睡眠にすることは可能なのです。

ただし、急激に変えるのはよくないので、たとえば、まず九時間を八時間に、八時間を七時間に、と徐々に半年程度かけて睡眠時間を減らしていけばいいのです。

一般に理想的な睡眠時間といわれているのは七〜八時間です。

私たちが眠っているときには、眠りの深いノンレム睡眠と眠りの浅いレム睡眠がほぼ一時間半で繰り返されます。ですから七〜八時間で五サイクル繰り返されるのです。これが理想的だとされています。六時間程度の睡眠時間が短い人はほぼ四サイクルですが、四サイクルでも深い睡眠がとれればいいのです。

また、最低六時間程度の睡眠時間は記憶力のためにも必要です。

すでにお話ししたように、睡眠中に短期記憶が長期記憶に移行され、記憶が固定されます。そのための理想的な睡眠時間は、七・五時間といわれます。それは、二〇〇〇年にアメリカでおこなわれた実験によって明らかになったものです。多数の被験者で断眠実験を行ったところ、記憶力を高めるためには最低六時間の睡眠時間が必要で、七・五時間眠ったときがもっとも効果があると発表されています。

ということは、睡眠時間が短い人で六時間程度、普通は七〜八時間程度眠るのが、脳にも体にもいいというわけです。

それでは日本人が実際に平均何時間程度眠っているかといえば、ＮＨＫの調査（二〇〇五年）によると、平日七時間二十二分、土曜七時間四十七分、日曜八時間十四分ということです。日本人はほぼ理想的な睡眠時間をとっているといっていいようです。

しかし、東大生の睡眠時間は生活実態調査によれば、一九九八年の七時間から二〇〇五年の六時間三十四分に減っています。多分、携帯やインターネットによるものでしょうが、結局は無駄な時間が体力を奪っているのです。

◎体を使えば脳も働く

運動することが体にも脳にもいいのは、血流をよくして体の働きも脳の働きも活発にするからです。

運動することがいかに大切かということは、前著『いつまでも「老いない脳」をつくる10の生活習慣』に詳しく書きましたが、読まれていない方のために簡単に説明しておきましょう。

週に二回程度定期的にウォーキング、ジョギングなどの有酸素運動をすると効果があります。血圧を下げ、カロリーも消費して太りすぎを防ぎ、酸素を体に送り込む力である最大酸素摂取量の維持につながります。

体力には、体を動かしたり運動するのに必要な「行動体力」（筋力、瞬発力、平衡性、敏捷性、柔軟性、筋持続力、全身持久力）と、病気やストレスなどに抵抗し体を守る「防衛体力」（免疫力、生理・心理的変化に対する抵抗力）があります。

「行動体力」の基礎は「全身持久力」、いわゆるスタミナで、この全身持久力が高いことが大切で、それを支えている基本が「最大酸素摂取量」です。

「行動体力」と「防衛体力」は深くかかわっています。「全身持久力」が高ければ、呼吸循環系の機能も内分泌系の機能もすぐれているので、免疫力、ストレス耐性などの「防衛体力」も高くなります。ですから、習慣的に運動して「行動体力」を維持し高めることが健康な生活を送る上でも脳をいい状態にするためにも大切なことです。

全身持久力を支えるのが「最大酸素摂取量」ですが、最大酸素摂取量と筋力は、適度な運動習慣を維持しなければ、年齢とともにどんどん下がっていきます。

しかも、最大酸素摂取量が下がると、体を維持する全身持久力が落ちるだけでなく、脳への血流も落ちるので脳力も下がることになります。最大酸素摂取量が高いか低いかは、体だけではなく脳にも関係するのです。

脳は糖分と酸素で働いているので、脳への酸素の供給量が減れば、脳の活動も鈍るからです。脳は酸素の供給量が多少減っても大丈夫なようにできていますが、いつも酸素の供給量が少ない状態が続けば、当然、活発に働かなくなります。最大酸素摂取量が少なくなっていると、脳の働きもそれだけ鈍くなっているのです。ですから、酸素の供給量をふやす有酸素運動を心がけるのが脳にとってもいいのです。

また、病気などになれば、脳もフルに活動できない状態になりますから、体の健康が大切なことはおわかりいただけると思います。適度な運動によって、健康な体をつくることは、今お話ししたように、体だけでなく脳にもいい効果をもたらすのです。

さらには、体を動かすことでストレス解消になります。

◎週に二～三回は定期的に運動をする

ウォーキングなど有酸素運動は、ウォーキングなら一回一時間をメドに、できれば週に三回程度は行いたいものです。週に一回ではあまり効果が上がりません。また、毎日でも、週に三～五回と効果は変わらないので、週に三回程度、一日おきに最低でも三十分、できれば一～二時間程度の運動が効果的です。

一日おきに持続的におこなえば、糖尿病や高血圧、高脂血症、脳卒中などの予防効果も高めます。

たとえば、血糖コントロールやインスリン感受性の改善効果は一回有酸素運動をすることによって四十八～七十二時間持続するので、その程度の時間をおいて持続的におこなえば効果が上がります。また、定期的な運動は心拍出量（一分間に心臓から送り出される血液量）を高める効果があるので高血圧を改善します。

さらには、善玉コレステロール（ＨＤＬコレステロール）の増加作用があるので、高脂血症や動脈硬化の予防にもなります。

ジョギングや水泳、エアロバイク（自転車漕ぎ）などは有酸素運動としてはよいのですが、ジョギングは高齢の方には、負担が大きいかもしれませんし、水泳やエアロバイクはスポーツクラブに通わなければできないものです。もちろん、自転車に乗ってもいいのですが、もっとも手軽にできるのは、ウォーキング、すなわち歩くことです。

メドとしては、一日一万歩程度歩けば、体力は維持できます。一万歩歩くには、ほぼ一時間半程度歩かなければなりません。毎日、ただウォーキングだけのためにその時間を費やすのは、働いていれば難しいでしょう。しかし、通勤途中でも、仕事で外出したときでも一駅前で降りて歩くといった工夫をすれば、そう難しいことではありません。また少し速く歩いたり、階段を上ったり、と多少負荷がかかる歩きを取り入れれば、さらに太腿の筋肉を鍛えることにもなります。

◎四十代半ばになったら、歩くことを心がける

四十代、五十代前半くらいまでで、まだ体力に自信がある人は、土日に軽いジョギングなどを取り入れるのもいいでしょう。

七十代になってからいきなり運動をはじめるのは無理があります。遅くても、四十代後半になったら、自分の体力をきちんと把握してみてください。この年代からそろそろ運動を心がけて、体を動かす習慣をつけることが大事なのです。

四十代は会社のなかでももっとも働き盛りでしょう。責任も重くなり、社内の人間関係だけでなく、取引先とのつき合いも多く、夜の接待なども多くなります。ウィー

クデーは家に帰るのがほとんど終電近いという人もいるでしょう。仕事のつき合いで外食が多くなると、カロリーを摂りすぎることにもなります。運動不足、栄養過多、場合によると睡眠不足といったことも重なります。こんな状況ですから、日頃なかなか運動する時間などとれないかもしれません。

四十代のうちはそんな生活であっても大きな病気にもならず、何とかもつ人は多いのですが、五十代になったとたんに大きな病気になる危険性も高くなります。それまでの生活のツケは後になって出るのです。

いつまでも頭も体も健康でいたいのであれば、四十代後半、遅くても五十歳を過ぎたら、その生活を見直すべきでしょう。

年齢とともに、動くのが億劫《おっくう》になって外出もしなくなる、足腰が衰えて、さらに動けなくなる、いっそう外出しなくなるといった悪循環がもっともまずいのです。それでは、体も脳も老化の速度を速めることになります。

年をとればとるほど、足腰が弱くなります。まずは歩くことを心がけて、日頃から足腰を鍛えておくことは、体だけでなく脳を健康に保つ上で大切です。

◎ご飯など炭水化物をとることも大切

食事については、今の一般の日本人の生活では、栄養分として何かが足りないというものはありません。

基本的にはバランスのいい食事をとっていれば問題はありませんが、ハンバーガーなどのファーストフードやコンビニ弁当ばかりとなると、脂肪や動物性タンパク質に偏り、野菜不足になります。野菜が足りないと、ビタミン、ミネラル、繊維分などが不足します。

肉類など動物性タンパク質をとり過ぎると、肉類の飽和脂肪酸《ほうわしぼうさん》が血管を狭くして、動脈硬化、脳梗塞《のうこうそく》、脳卒中《のうそっちゅう》の原因になります。脳梗塞まで至らなくても、脳の血管が詰まれば当然、脳の働きが悪くなります。ですから、体だけでなく脳にも悪いのです。

同じタンパク質を摂るのであれば、魚や大豆タンパク質がいいのです。魚に含まれる不飽和脂肪酸は血液凝固を阻止し、コレステロールを下げる働きがあります。また、豆腐や納豆などの大豆タンパク質は、血中コレステロールを低下させる作用があります。

　といっても、別に肉類を食べないほうがいいというわけではありません。食べ過ぎに注意すればいいのです。そして、ステーキが好きな人は、たとえフィレよりもサーロインが好きでも、二回に一回は脂肪分が少ないフィレを食べるように心がければいいのです。

　だいたい肉が好きな人は野菜をあまり摂らない傾向があって、ビタミン、ミネラルが不足しがちです。肉が好きな人ほど、野菜もたくさん食べるようしてください。

　もう一つ大事なのはご飯など炭水化物をきちんと摂ることです。ご飯のなかに入っているデンプンは持久力を保つ上で必須なものです。マラソン選手は体のなかにエネルギーを貯えるために、競技の何日か前から、ご飯を多めに摂る食事をしています。不足すると、持久力がなくなり、途中で燃料切れのようになって走り続けることができなくなるからです。

　若い人たちは、あまりご飯を食べず、おかずを多く食べます。また、ご飯よりもパンという人も多いのですが、おかずだけでなく、主食であるご飯を食べるのが必要なのです。パンでもいいのですが、パンよりもお米のほうが腹もちがいいのです。

いずれにしろ、バランスのいい食事をすることが大切です。

◎腹八分目で脳も体もいい状態に

そして、飽食の時代だからこそ、食べすぎに注意してください。動物実験では、食事制限することによって、寿命が延びることがわかっています。ネズミでは、食べる量を七割程度にすると、三年の寿命が一・三倍の四年に延びました。ネズミなどすべての生物で食べる量を減らすと、寿命が延びるというデータが出ています。

少食にすれば寿命が延びることには、インスリンがかかわっていると考えられています。ご存知のように、糖尿病ではインスリンの機能が低下しているために血糖値が上がるのですが、その治療のためには、運動とカロリー制限が行われます。実際に、動物実験では、カロリー制限することによってインスリンの働きが変わるわけです。そして、それが寿命が延びることに関係しているわけです。

ですから、人間もカロリー制限をして食べる量を今の七割程度にすれば、寿命が一・三倍に延びるかもしれません。実際には、それほど延びないとしても、脳も体も健康で長生きするためには、糖尿病でない方もカロリー制限をして腹八分目程度がいいのです。

もう一つ、食べるときには、よく嚙むようにすることです。よく嚙むと消化が速いのです。

また、寝る約二時間前からは食べないほうがいいのです。食べたものが胃で消化されて腸に行くまで最低二時間は必要です。夜遅く食べて二時間経過しないで寝てしまうと、胃で消化されないまま残ります。寝てしまっても腸までいっていれば吸収されるのですが、胃に残った状態では、寝ている間は消化されないのです。

すると、次の日にまだ胃に残っていて、起きてから消化がはじまります。しかも、消化途中なので、寝ていても胃酸がずっとたまっている状態で、それが逆流して食道炎になりやすくなったりします。ですから、どうしても朝は食欲がないのです。そのために、朝食を抜いたり、食事も不規則になりがちです。

ですから、夜遅く食事をするのはやめたほうがいいのです。

朝食抜きの人も多いようですが、基本的に朝食は食べたほうがいいのです。脳は体のなかでもかなりエネルギーを必要とするので、朝食を食べないと頭も働きにくい状態だからです。

基本的には一日三食規則正しく食べるのがもっとも健康にかなっています。たとえば、一度の食事を少なくして、四回か五回に分ける。逆に一度の食事を多くして、一日二回にするといった人もいるでしょう。

しかし、規則正しく食べることで、インスリンがきちんと出るのです。不規則に食べると、インスリンの出方に影響が出てくると考えられます。

◎料理をきちんとつくることは、脳にいい

食生活は健康な生活を送る上では基本です。食生活が悪ければ、体に影響しますし、体の調子が悪くなれば脳も十分に働かないというのは、脳も体の一部ですから当然のことです。日々の食生活が健康を支えるもとなのです。ことに子どもの食事には気をつけたいものです。

これはアメリカでの調査ですが、母親の食事によって、子どもの知能が決まるという報告があります。

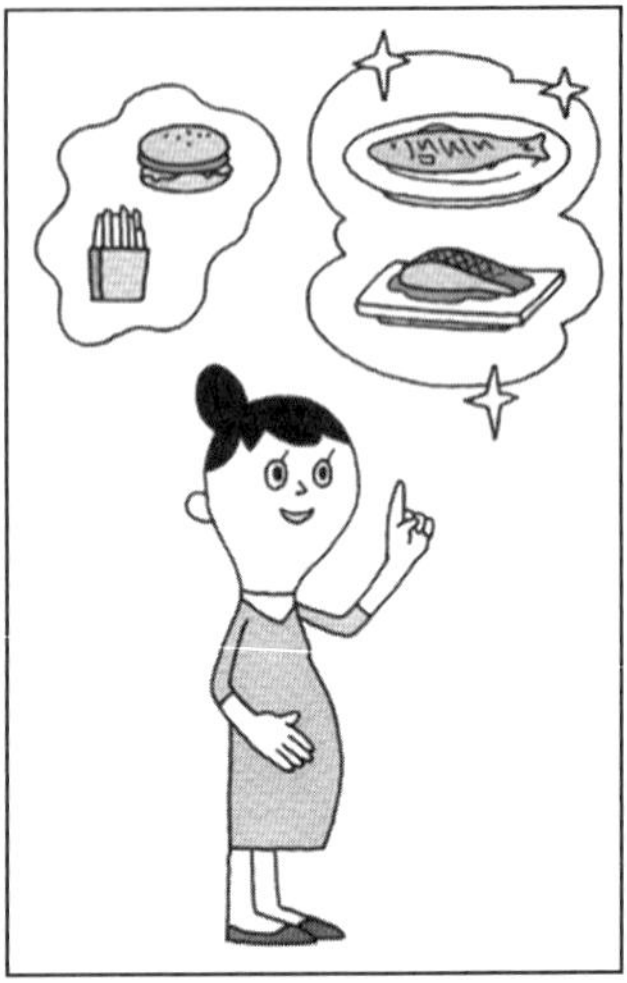

魚をたくさん食べる母親から生まれた子どものほうが、魚など食べずハンバーガーなどのファーストフードばかり食べている母親から生まれる子どもよりも知能が高いというデータが出ているのです。

となると、母親の食事の内容次第で子どもの知能が決まってしまうということになります。魚には不飽和脂肪酸が多く含まれているので、それが影響すると思われます。生まれてからの教育だけでなく、母親が妊娠中にどのようなものを食べるかの影響も大きいというわけです。ほんとうに母親が妊娠中に食べているもので、子どもの知能が左右されるとしたら、怖いことです。

さらにわかったのは、魚をたくさん食べているのは学歴の高い母親で、学歴が低い母親ほどファーストフードを多く食べていることです。それが示しているのは、学歴が高い人ほど、食べるものにも気をつけていてきちんと料理しているのに対して、学歴の低い人は食べるものに関心が低く手軽に済ませていることです。食事というのは、その人のインテリジェンスも示すものかもしれません。いくら学歴が高くても、仕事に追われて、インスタント食品、冷凍食品、外食ばかりで済ませていると、そのツケは、いずれ体だけでなく、脳のほうにも影響してくるのではないでしょうか。

料理をきちんとつくることは面倒なことかもしれませんが、必要な材料を買い、段取りをして料理をつくることは、脳をフルに使うのです。認知症の進行を遅らせたり、認知症にならないためには、日頃から料理をするのがいいといわれますが、それだけ脳を使うからです。

食べるものに気をつけて自分で料理をつくるということは、脳力を維持するためにはいいのです。ことに高齢になればなるほど、料理のように、身近なことで脳を使う習慣を維持したいものです。

◎生まれつきストレスを受けやすい人もいる

現代社会で生活していて大きな問題というのはストレスでしょう。

私たちが生きていれば、日々さまざまなストレスを受けています。子どもであっても、勉強のこと、学校での友人関係や先生との関係、きょうだいや両親との関係など、いろいろなことで悩んだりストレスを抱えたりしているでしょう。

大人になって社会に出れば、さらにストレスになることは多くなります。もっとも大きいのは、仕事上のこと、会社のなかの人間関係などでしょう。また、家庭での夫婦関係や親子関係などもそれなりにストレスはあるでしょうし、さらに病気など、自分の身体上のこともストレスになるでしょう。

人間にとってもっとも大きなストレスは、愛する人との死に別れなどの別離といわれます。両親の死なども大きなストレスになりますし、子どもに先立たれたりでもしたら、さらに深い悲しみにとらわれるでしょう。また、長年一緒に連れ添った伴侶を失うと、残されたほうは、その死を受け入れるのに時間がかかるものです。

人生においては、そのような大きなストレスを抱えるような出来事を何回か経験せざるを得ないでしょう。

しかし、平穏無事な生活を送っていても、日常生活にはさまざまなストレスがつきものです。普段の生活において、もっとも一般的なストレスは人間関係、ことに会社のなかの人間関係でしょう。組織であればいろいろな人がいますから、自分と合わない、嫌な人というのはどこにでもいるものです。

同じような状況にいるにもかかわらず、それが強いストレスになる人と、そうではない人がいます。そこには性格が大きくかかわっています。ストレスを受けやすいのは、一般に神経質な人です。

すでにお話ししたように、ストレスを受けやすい、ためやすい神経質な人は、生まれつきその傾向があるようです。同じことがあってもそれが強いストレスになってしまうのですから、損な性格かもしれません。

しかし、自分が神経質だと思うのだとしたら、自分の性格を、そのようなマイナスばかりで見るのではなく、心配性であるということはものごとに慎重なのですから、危険に近寄ることがなく大きな失敗をしないという面があると、プラス面を見ればいいのです。

ストレスをためやすい性格であっても、受け取り方、見方次第で、ストレスの受け取り方も変わってくるのではないでしょうか。

◎ストレスがかかると脳や体はどう反応するか

ストレスがかかると、脳や体はどうなるのでしょうか。簡単に説明しましょう。

ストレスがかかると、ひとつは、脳からホルモンが出て、副腎皮質に刺激を与えて、「コルチゾール」というストレスホルモンを出します。コルチゾールは血糖値を上昇させたり、ナチュラルキラー細胞を抑制するなど免疫力を落とす作用があります。しかし、コルチゾール自体は、エネルギーをつくるために必要なホルモンです。コルチゾールが出るのは、ストレスに対処するために一時的にエネルギーが必要になるからです。

ただし、それが出過ぎると、永続的に血糖値を上げたり、免疫力を落としたりします。ネズミの実験では、強いストレスを与えることによって、海馬が萎縮するという結果が出ています。また、人間も戦争のような過酷な状況で強いストレスを受け続けると、海馬が萎縮することがあります。それもコルチゾールの働きによるのではないかといわれています。

もう一つは、交感神経に働き、交感神経を興奮させ、副腎髄質のアドレナリン分泌をふやします。すると顔面蒼白になって、心拍数が速くなります。それが続くと、血管を収縮させ血圧を上昇させ、血液を固まりやすくしたり、胃の粘膜の血流低下なども招きます。

つまり、ストレスの影響は、ホルモンと神経の両方に働くのです。

しかし、こうしたコルチゾールの分泌と交感神経の活性化は、普通は一時的なものです。何か予期せぬ危険なことなどに迅速に対処するためには、すぐにエネルギーをつくらなければならないし、心拍数をあげて迅速に行動できるようにしなければならないので、体がこのような反応を起こすのです。

つまり、ストレス反応とは、もともとは不意に外敵に出会ってしまったときに逃げたり戦うためで、基本的に体を守ろうとする反応なのです。

問題は、強いストレスが長く続くときです。すると、ストレス反応が続くのですから、体を痛めつけたり、精神的にも打撃を与えることになります。十二指腸潰瘍《じゅうにしちょうかいよう》、心《しん》筋梗塞《きんこうそく》、脳梗塞などにもなりやすくなるのです。

◎あまりにも強いストレスは海馬を萎縮させる

脳に影響するということでは、ストレスによってうつ病などになれば脳の働きもある程度は低下すると考えられます。

ベトナム戦争やイラク戦争に従軍した兵隊たちのなかで、ＰＴＳＤ（心的外傷後ストレス障害）が多く出ました。その人たちについての研究で、ことにイラク戦争で捕虜になった兵隊などのなかに、海馬が萎縮しているという研究データがあります。

そういう普通では考えられないような過酷なストレスを与えられると、そうなる可能性があるということです。

そこで、強いストレスを受けると、海馬が萎縮して記憶力が落ちるのではないかということも考えられます。

アメリカでの調査が有名ですが、東大でもおこなわれています。東大の調査でもＰＴＳＤの場合、たしかにＭＲＩで調べると海馬は小さくなっています。しかし、それによって短期記憶ができなくなるかどうかとなると、そこまではきちんと調べられていないのが実情です。

ネズミの場合には、人間では実験できないようなレベルの強いストレス、たとえば強い電気ストレスを何回も与えます。すると、たしかに海馬が萎縮し、そのネズミの知能をテストすると、働きが悪くなっています。ですから、人間もそうではないかと推測されているわけです。

戦争という過酷な状況のなかでは、そういうことも起こり得るということであって、われわれの普段の生活レベルで受けるストレスで、人間の脳がどうなるかという調査は実際にはおこなわれているわけではありません。

たしかに日常的なストレスがうつ病や免疫力の低下を招き、病気の原因になることは多いと思います。しかし、海馬が縮小するような強いレベルのストレスは、私たちの普通の生活であればないと考えていいのではないでしょうか。

◎ストレス解消になる楽しみを持って脳をいつも快調に

普段の生活のなかでは、なかなか解消できない悩みなど、長く続くことによるストレスがもっとも悪いものと思われます。いつまでもくよくよして、そのことにとらわれていると、思いがそちらにばかり向いて、どうしても仕事や勉強に集中できなくなります。脳力そのものが落ちているというよりも、集中できない状態です。それでは、十分に脳力が発揮できないし、勉強や仕事の能率も悪いのは当然です。

勉強、仕事に集中して取り組むためにも、ストレスをうまく受け流すための自分なりの対処法を持つことです。

さきほどお話ししたように、人生には誰にとっても大きなストレスとなるような出来事もありますが、日常的な多くのことは、うまく対応すれば受け流すことができる程度のストレスなのです。

日々の生活のなかでストレスをためこんでしまうか、受け流すことができるかは、対応の仕方次第です。

神経質な人は、何事も悲観的に受け止めてしまい、いつまでも悩みなどにとらわれて、くよくよしてそのストレスを長引かせることになりがちです。

きまじめで毎日自分の決めた段取り通りの生活をしないと気がすまない人は、ちょっとでも何か不測なことが起こって、自分の生活が乱されると、それが大きなストレスになったりします。それは「こうしなければいけない」と思い込み過ぎているからです。

神経質な人は、何事においても、そのような縛りを自分でつくっているものです。そして、その段取り通りできないことがストレスになってしまうのです。まじめなだけに、仕事でも「こうしなければならない」「今日はここまでやらなければならない」と、自分で自分を縛りつけて、ストレスをためこむことにもなるのです。

時には手抜きをする、段取り通りいかなくても仕方ないといった適当さが必要なのです。あまりものごとにこだわらないようにして、自分勝手でもいいと気楽になってみればいいのです。そうした柔軟さが神経質な人には必要です。生まれつき神経質な傾向が強いとしても、対応次第で自分の性格を多少は変えることができるのです。

嫌なこと、予期しなかったようなことに直面して、そこで、どう現実的に対処して、どう気持ちを整理するかが問題です。対処する方法は経験のなかで学んでくるものです。

気持を整理する方法はいろいろあります。ゆったりと休む、旅行などで気分を変える、映画、コンサート、演劇などを楽しむ、スポーツをする、学生時代の友人などと久々に会ってみる、買い物をするなど、何でもいいのです。日常生活とちょっと違うことをすることで気分は変わるものです。

日常的なストレスというのは、あまり深刻に受け止めることなく、普段と違った楽しいことなどをして、一時的にそのことを忘れることによって、軽くなるものです。

自分にとって、ストレス解消になることを、いくつか持つようにしたいものです。

第8章

「喜んで働く脳」のつくり方

◎嫌だ、苦手だという思い込みを変える

仕事でも勉強でも何でもそうですが、嫌々やっていたら当然能率も上がりませんし、成果も上がりません。

すでにお話ししたように、嫌いなことを嫌々やるよりも、好きになって面白いと思ってやるほうが脳が働きます。そして、好き嫌いは変えることができるのです。

やるのが億劫になったり、嫌だと思うのは、一般的にはそれまで経験していないことです。勉強でも仕事でも、まったく未知なことをやるのは大変なことです。ことに歳をとればとるほど、新たなことをするのが億劫になります。

しかし、やるまでは嫌でも、やりはじめてしまえば、案外と面白いと思ったりするのです。苦手だとか嫌いだと思っているのは、「自分には合わない」「苦手だ」と思い込んでいて食わず嫌いなことが多いのです。嫌だと思うのは、脳が経験していないことをするときです。

ですから、とりあえずはやってみることです。やっているうちに慣れてきて上達す

るものです。もちろん、個人差があって、上達するのに時間がそれほどかからない人と時間がかかる人がいます。なかなか上達しないと、嫌になって苦手意識が強くなります。そうなると、よけいに上達しないのです。

たとえば、子どものときの体験が尾を引いていて、自分は数学が苦手だとか理科が苦手だという意識が強くなってしまうことがあります。すると、どんどんそこから遠ざかり、やらないでいるのですから、できるようになるわけはありません。

苦手意識、嫌だというのはちょっとした過去の体験からの思い込みがあるのです。逆に、得意というのも思い込みですが、得意なことは進んでやるので、さらにうまくなるし、うまくなればどんどん好きになります。好き、得意という脳の思い込みを活用すればいいのです。

嫌なこと苦手なことをやらずに済ますことができればいいでしょうが、問題は嫌なこと苦手なことをやらざるを得なくなったときです。

もし、それまでの体験がないから食わず嫌いでそう思い込んでいるのなら、とりあえずは、やってみることです。やってみれば、意外と面白く思え、好きになるかもしれません。

多少体験があって、そのときの体験がもとになって嫌いになっているとしたら、それを変えるのは多少手間がかかります。

とにかく、苦手なことであっても、とりあえず十分間だけやってみる。そして、それを毎日続けてみるということです。習慣づけることがもっとも大事です。そのために効果的なのは報酬と結びつけることです。

たとえば、苦手な分野の本を読まなければならないのならば、毎日三十分それを読むと決める。そして、読み終えたら、自分が好きなことを三十分やっていいなどと自分に報酬を与えることです。このように日々の小さな報酬と、たとえばその結果、一つの仕事を成就した、受験に合格したといった大きな目標を達することができたら、休みをとって海外旅行に行くなどといった大きな報酬とを、うまく交えればいいのです。

また、それをやらなければ、自分の目標に近づけないというのであれば、やらざるを得ません。夢や目標を持つということが、いま直面している壁を打ち破る大きな力になり、それがやる気を引き出します。

◎復習する習慣をつける

覚えたり考えたりするといったさまざまなことに適応できる脳力を高めるためには、繰り返しやることが基本で、やることを習慣にしてしまうことです。

学校の授業時間中に習ったことをすべて覚えることができたら、それは苦労がありません。しかし、一部の本当に頭のいい人以外は、そんなことは無理です。そこで何が大事かといえば、復習ということになります。一度習って自分で覚えているつもりなので、それを見直して復習するというのは、誰でもあまり好きにはなれません。

ところが、実際に復習してみればわかるのですが、そのときは自分では集中して聴いたつもりで、覚えていると思ったものが意外に曖昧《あいまい》です。ですから、授業時間中ボーっとしていたら、ほとんど記憶には残りません。

それでも新たに勉強するよりも、ずっと効率よく覚えることができるものです。

ただし、人によりますが、新たなことなら興味がわくけれど、一度習ったこと、知ったことにはまったく興味がわかないという人がいます。こういう人は復習をばかにして、ないがしろにしがちです。

しかし、わかったつもり、覚えたつもりでいても、実際には残っている記憶はぼんやりしたものです。ですから、復習を好まない人も、復習することで知識を確定すれば、きちんと覚えることができて、試験にもいい成績をとることができるといった体験を重ねれば、その大切さがわかるようになります。

そして、復習することのほうがはじめから覚えるよりも、ずっと効率的であることがわかるはずです。

◎好きなこと、得意なことからはじめて脳を働きやすくする

勉強や仕事について、苦手なことからはじめたほうがいいか、得意な好きなことからはじめたほうがいいかという問題があります。

勉強は積み重ねですから、最初につまずくと嫌になってしまいます。ですから、最初に調子を上げるためにも、好きなこと、得意なことからやりはじめたほうが能率が上がります。そして、脳が十分に働いて調子に乗ってきたら、難しいこと、苦手なこ

とに進んでいけばいいのです。

これは、食べ物で好きなものから食べるか、好きなものを最後の楽しみとして残しておいて、あまり好きではないものから食べるかというのとは違います。

仕事であれば、どうしても緊急性の高いものから片付けていかなければならないので、苦手なこと、嫌いなことでも、好きな仕事よりも先にやらなければならないということはあるでしょう。それでも、仕事の能率を上げるためには、朝は得意な仕事に少し取りかかって脳のエンジンを上げてから、嫌な仕事にとりかかったほうがいいのです。

一般に「段取り力」といわれるものですが、そうやって勉強や仕事の能率を上げるのが手際がいい、いわゆる頭のいい人の勉強法、仕事術です。

試験などで、問題のはじめから順番にやる人がいますが、それは段取り力がない人です。できる人は、全体をざっと見て、自分がわかる問題、やさしそうな問題から解いていき、最後に難しい問題にとりかかります。そうすることで、わかっている問題はきちんとこなして点をとることができます。

ところが、成績の悪い人は、問題を順番にやっていくので、はじめに難しい問題にぶつかってしまうと、そこで時間がかかってしまい、最後まで解答することができなくなることが多いのです。残っている問題に自分の得意なものがあったら、せっかくできる問題で点がとれないことになってしまいます。

そんな融通のきかない人がいますが、それは自分の能力をきちんと発揮できないことになります。勉強でもそうですが、仕事でも同様です。

ですから、自分の勉強や仕事の能率を高めるためにはどうするのが自分にとって一番いいのかをわかる必要があります。たいていの人は、経験を積んでいくなかでわかっていくのですが、融通のきかない人は、あくまでも順番通りにやることを繰り返したりと、自分の非能率的なやり方にこだわりがちです。

そのことは、一度反省してみてもいいのではないでしょうか。

ただし、嫌いだといっても、明日その科目の試験があるとなれば、その科目を優先的に勉強しなければなりませんし、締め切りが迫っているのなら、その仕事を真っ先に片付けなければなりません。そうやって切羽詰まってやらざるを得ないところまできて、苦手なこと、嫌なことをやるというのも一つの方法かもしれません。

切羽詰まって力を発揮できる人と逆にその状況から逃げようとする人がいます。その状況から逃げて勉強せずに試験を受ける、あるいは適当な仕事をしてごまかすというのでは困ります。切羽詰まって火事場の馬鹿力ではありませんが、小説家が締め切り間近になると、とにかく書かなくてはならないのでどんどん書くことができるといったように、力が発揮できるというのならば、それも一つの方法ということです。

◎プレッシャーを活用して脳力を伸ばす

プレッシャーということでは、人はいろいろな局面で受けることになります。大学受験となれば、それなりにプレッシャーになるでしょうし、難しい仕事をなしとげなければならないとなれば、プレッシャーになるでしょう。

強いプレッシャーを受けて、それに強く立ち向かおうとする人とすぐに逃げ出したくなってしまう人というのがいます。逃げ出したくなるのは、そういったプレッシャーに慣れていないからです。プレッシャーを乗り越えた体験を重ねることによって、同じ程度のレベルの難易度であれば、プレッシャーを感じないようになります。直面するプレッシャーを乗り越えていくことによって、脳力が高まり、新たな人生を開いていくことができるのです。

直面するカベは、自分の今の力量よりも少し高いレベルが適当です。たとえば、偏差値五十の人がいきなり偏差値七十になろうとしても難しいでしょう。偏差値七十の大学に入らなければならないという親の期待などが強ければ、そのプレッシャーに押しつぶされてしまう危険性が高いのです。まずは偏差値五十五のレベルを目指すというたように、一段ずつ上げていくしかありません。

私たち研究者も、いきなりノーベル賞がとれるようなレベルの研究ができるわけではありません。少しずつレベルを上げていくなかで、ごく限られた少数の人がたまま到達できるのです。はじめからハードルを高くすると、プレッシャーに押しつぶされることになります。

それでも、自分の今の力に比べて、レベルが高すぎると感じるような仕事を与えられることはあります。そんなときには、たしかにプレッシャーが大きいでしょう。そこで、いきなり完全なことをやろうとするのではなく、できるだけ近づくように努力すればいいのです。それを何とかやりきることで、その人の脳力は確実に上がります。

いつも、自分の今の力で楽にできるような勉強の仕方、仕事の仕方をしていると、その人の力はそれ以上には伸びません。つねに、いまの力よりも少し上のことをやり遂げるようにすることで、その人の力は伸びていくのです。

その人の性格次第ですが、プレッシャーに強くかえってやる気が出るという人は、多少高いハードルの目標にぶつかればいいでしょうし、プレッシャーに弱い人は、少しずつハードルを上げていけばいいのです。いずれにしても、多少プレッシャーを自分に与えることで、自分の脳力を伸ばすことができるのです。

◎目標と締め切りを設定すれば脳はやる気になる

目標には、短期間の目標と夢といってもいい大きな長期間の目標があります。生きていく上で、大きな目標を持っているかどうかによって、その人の人生は大きく変わると思います。そのビジョンが具体的であればあるほど、そこに近づくエネルギーになるはずです。

棚ボタで思いもかけない幸運に恵まれることも稀にはあるでしょうが、「こうなりたい」「こうしたい」と思い描かなければ、それを実現することはできません。

まず、「思い」が必要なのです。よく「夢は必ず実現できる」といった、ちょっとオカルトがかった類の本があります。そうした本では、自分の思いを無意識に浸透させるといったことがいわれています。私は科学者なので、きちんと実証されていないことは信用しませんが、いつもそのことを思い描いたり、「自分はこうなりたい」という強い思いは、脳のどこかに強く刷り込まれる可能性はあると思います。

しかし、いくら思いを強く持っても、その実現に向かって努力したり、行動したりしなければ実現できるはずはありません。「思い」を強く持ってそれをモチベーションにし、目的に向かって適切な行動をとることが大切なのです。

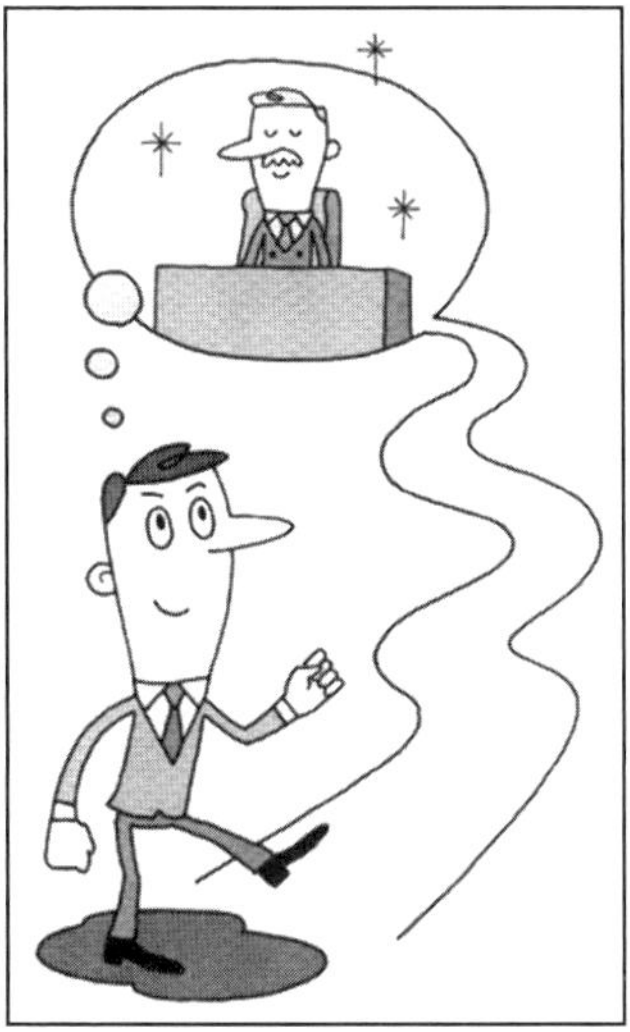

たとえば、「いま勤めている会社の社長になりたい」といった、実現できるかどうかわからない夢のようなことでもいいのですが、大きな目標を持つことです。世間の現実がわかってしまうと、「どうせ、そんなことは叶うは

ずがない」となりがちです。

現実離れした夢であっても、何も夢を持たないよりはいいのです。「ノーベル賞をとりたい」など、そんなことを人に吹聴《ふいちょう》すると、誇大妄想と思われるので、口に出さないほうがいいでしょうが、夢を目標にして少しでも近づけるように、努力すればいいのです。

はじめからノーベル賞級の研究ができるわけはありません。研究であれば、まずはコツコツと実験し積み上げていくしかないわけです。あるテーマを設定し、それをひとつずつクリアしていく。当面は、現在の研究成果を上げることが目標になります。あるいは、社長になるという目標ならば、平社員からいきなり社長にはなれないのですから、まずは課長になることを身近な目標にするといったようにです。

当面の目標を達成するためには、たとえ苦手な仕事であれ研究であれ、それをきちんとクリアしていかなければなりません。それが達成されれば、目標に少しでも近づけるという報酬が、やる気を出すことに結びつくのです。

さらにいえば、人生の時間は限られています。

時間を有効に使うためには、仕事であれ何であれ、自分で締め切りを定めて、集中して効率よくやることです。与えられた締切は嫌々でもやらざるを得ないといった気分に結びつきがちですが、自主的に締め切りを設定すると、やる気が起こるものです。たとえ与えられた課題であろうと、人から与えられた締め切りよりも早い時期に自分で締め切りを設定してやれば、それが励みにもなるものです。「何をする」という目標だけでなく、それを実現するための締め切りを自分で設定することで、脳のやる気をさらに引き出すことができるのです。

◎読書は脳の基礎体力を高める

脳の基礎体力をつくる上では、本を読むことを習慣づけることが大切です。音読で認知症が軽くなったといった東北大学教授の川島隆太さんの報告などもありますが、読書をすることで、脳にどのようにいい影響があるかといったことがきちんと調べられたものはありません。しかし、本を読むことは脳の言語野が活動し、さらにいろいろな部分が活動するので、脳に何らかのよい影響を与えるのは確かです。

今、本をほとんど読まない若い人たちがふえているといわれていますが、それはゲームや携帯電話などにかける時間が多くなっていることとも関係あるのでしょう。一時期テレビを見て読書時間が短くなったといわれたように、身近に手軽に楽しむことができることがふえれば、読書のように、多少骨が折れるようなことを遠ざけるのは当然です。

読書量が多いというのは、いろいろなことに対する知的な広がりをつくります。ですから、読書することによって脳はさらに活動するようになります。本を読む習慣がない人たちは脳の基礎体力が弱いといえるでしょう。

読書が好きでない人は慣れていないので、読むのに時間がかかります。読書も他のことと同じで、量をこなしていけばいくほど、速く読めるようになります。読書習慣をつけて読み続ければ続けるほど時間がかからなくなり、幅広い知識が身につきます。

読書で培われるのは脳の基礎体力で、それによってほかのことをする上でも脳力を高めることにつながります。それはパソコンにたとえれば、空きスペースをつくって処理能力を高めるようなもので、その人の能力の適応性を高めることになります。私は十年以上前から、朝は必ず二十分は本を読むことにしています。七時に家を出て始発電車を待てば、通勤時間が読書時間になるだけですから簡単です。その分、夜は二ュース以外はテレビを見ずに早く寝ればいいのですから楽なものです。

◎読んだことについて話し合うと、さらに読書効果が高まる

せっかく本を読むのであれば、読むだけでもそれだけで脳に効果があるのですが、ただ読みっぱなしでは、少し時間がたてば内容を忘れていきます。読んだ後で、その本について話すことによって、内容のポイントが脳に定着します。たとえば、「実はこの前こういう本を読んだけれど、こんな面白いことが書いてあった」などと話をするのが一番いいのです。話す相手は会社の同僚でも部下でも、あるいは伴侶でも子どもでもいいのです。

実際、子どもの教育では、こんなことが報告されています。

世界共通のテストで、いつもトップなのはフィンランドで、日本は勉強時間全体が多いはずなのに、成績はどんどん落ちています。

そこで、何が違っているのかを調べてみると、読書時間とその教え方が違うのです。フィンランドでは、子どもによく本を読ませています。それも、読みっぱなしにする

のではなく、先生と子どもたちが何を読むかを話し合い、読んだ後には、どんなことを考えたかをみんなで発表し話し合います。

そして、フィンランドの家庭では、子どもが小さい頃から、お母さんが読み聞かせをするのが普通のことで、その時間も長いのです。子どもとお母さんが本をめぐって、たとえば子どもが「これ、何のこと?」などと聞いて、母親が答えたりといった会話があります。

つまり、フィンランドでは、子どもが幼い頃から読書の習慣づけがおこなわれ、さらに読んだことについて話し合うことがおこなわれているのです。

そうした結果を踏まえて、日本のようにいくら授業時間をふやしても、ただ知識を詰め込むような教育ではダメではないのかと指摘する声も出はじめています。

日本でも、朝の時間に「十五分間読書をしましょう」といった運動がようやく出てきました。日本の場合は、みんなが好きな本を勝手に読むという教育で、読んだことについて話し合うことまではしていないようです。

読むだけでも脳にとっては悪くはないのですが、それについて発表したり話し合ったりすることが、考える力をさらにつけることになるのです。

◎実践に役立つ読書法

話し相手が身近にいない場合には、中身をまとめてみると、その内容が脳に定着します。内容のポイントを絞りこむには、付箋《ふせん》(ポストイット)が有効です。

私はつねにポストイットを持ち歩いていて、通勤など電車のなかで本を読んでいて、その本のテーマや自分が知らないことが出てきたら、そこにポストイットを貼っておきます。そして、一応読み終わったら、もう一度付箋した部分を読み返します。

さらに、それを材料にして授業などで話したり、講演の材料にしたりします。そのために、付箋のところだけをまとめたものをつくります。常識的なことは学生もすでに知っていることが多いので、あまり興味は抱きませんが、私が知らないことはだいたい学生も知らないので、それを授業で話すと、みんな「おー」と驚いてくれるのです。

そこで大事なのは、付箋するだけでなく、その部分をもう一度読み返してまとめてみることです。それによって、その本の内容がきちんと脳に刻み込まれます。

できれば、漠然と読むのではなく、あらかじめ問題意識を持って読むことです。たとえば睡眠の本であれば、「眠ると、なぜものを覚えられるのか」といった問いかけを持って読み進めます。そして、そのことについて書かれているところに付箋を貼っていきます。

このように、自分の問いかけを持って、それを解決するにはどうしたらいいかなどと考えながら読んでいくと、ポイントを引き出すことができます。

もう一段高度な本を読む場合には、大き目のポストイットを用意します。そこに大切だと思うことを書き込みながら、そのページに挟んでいきます。もちろん、読み終わった時点で、ポストイットをはがし、ノートに並べていけばいいのです。慣れてくると、それだけで内容が整理されたまとめになります。せっかく本を読むのですから、そこから引き出せるだけのことを引き出し、自分の頭の引き出しに入れておけば、とても役に立ちます。

◎脳にゆとりをもたらす「まったく自分だけの楽しみ」

勉強、仕事をいかに効率よくやるかといっても、人間はそれだけでは持続できません。集中して勉強や仕事をするためには、遊びも必要です。趣味や運動が大切なことはすでにお話ししましたが、ここではもっと無意味な遊びの大切さを指摘しておきたいと思います。

普通は遊びといったときには、主に趣味やスポーツなどのことを意味します。たしかに、コンサート、演劇、映画、美術館などに行くことは楽しいことです。また、休日にゴルフやテニスなどスポーツをするのも楽しいことです。

ここで私が勧めたいのは、まったく無意味で、自分だけの楽しみのようなものです。コンサートにしても、演劇やコンサートなどは文化的な意味がありますし、スポーツは運動するということで体にとって大切で意味があることです。

そんなふうに何かに役立つことがまったくない、無駄な行為を、私は純粋な遊びととらえています。

体にいいわけでも文化的な意味もない、「まったく自分だけの楽しみ」です。たとえば、ただひたすらサイコロを振って、五の目を出そうとする。その時々に自分だけの特別な目的を設定して、それに夢中になるようなことです。

私は、よく庭を掘ったりします。土を掘り返すと、何かの虫がいます。その虫を見つけて、捕まえるのが目的で掘り返しているのです。人から見ると、まったく無意味で無駄な行為です。

趣味ももちろんストレス解消になりますが、このようにまったく意味のないことをすることは、現実から離れてストレス解消になるのです。

女性の場合には、遊びというと、旅行、おいしいものを食べに行く、コンサート、観劇、お茶や生け花を習う、楽器を習うといったように、それなりに何らかの実利的な意味があることが多いのです。

しかし、男性の場合は、人からは気持ちが悪いと思われるような虫を集めてみたり、ひょうたんを集めてみたり、使えないカメラを集めてみたりといった、他人から見ればガラクタにしか思えないものをコレクションしたり、北海道から九州までの各駅を覚えてみたりというように、実利に結びつかない趣味を持っている人たちがいます。それが純粋な遊びです。

子どもは、親が見ると、「いったい何をしているのだろう」と思うような無意味なことをします。ひたすら土を掘り返していたり、変な石を集めたり、ダンゴムシを捕ってはポケットに集めるといった、親から見ると、とんでもないこと、汚いことを飽きずにやります（みなさん、ダンゴムシの「交代性転向反応」ご存じですか。ダンゴムシは、迷路のなかで壁にぶつかると次は左、次は右、と左右交互に曲がる習性を持つんです）。その子ども心の延長がほかの人にとっては何の意味もない、価値もないことをしたり、コレクションをしたりすることに結びつくのでしょう。

このような意味のない行為、遊びをするのは動物ではサルなどと人間だけです。人からは、「何とばかばかしく無意味なことをしているのだろう」と思われてもいいのです。趣味というと、体にいいか心にいい即効性を求めがちですが、時に、まったく無意味で無駄なことをすることも、脳をリラックスさせ、ゆとりを持たせることにもなるのです。

脳は使えば使うほど、その脳力を引き出すことができるようになります。それはすでに何度かお話ししたように、脳のネットワークがつながりやすくなるからです。

同時にそのときは精一杯脳を使ったとしても、次に同じことをするときには、余力を持ってやることができるようになります。つまり、一度クリアすることで、脳は底力をつけるのです。それを繰り返すことで、脳は同じことをやってもゆとりができてくるのです。

つまり、今一〇〇%の脳力を発揮してようやくできたことが、次には九〇%でできるようになり、それを繰り返すことで、八〇%、七〇%と余裕たっぷりにできるようになるのです。この余裕力が、未経験なことに対応する力になるのです。

どんなにフルに脳を使っていると思っている人でも、脳の潜在的な力はさらに大きいものです。使えば使うほど、その潜在的な力も大きくなるといえるかもしれません。

頭がいい人というのは、脳の使い方がうまく、頭が悪いといわれる人は、脳の使い方が下手だということが大きいのではないでしょうか。脳の基礎レベルの体力はそれほど大きな差はありません。

そして、今お話ししたように、いつもいつも一〇〇%の脳力を発揮するのは、いくら脳がタフだといっても無理なことです。そのために、無駄なことをして脳をリラックスしてやることも時に必要なわけです。

そうした緩急をうまくつけることで、脳は底力をつけて余裕もできてきます。

第9章

年代別、脳が喜ぶ学習法

◎二十代の勉強法❶　幅広い読書が脳の底力になる

二十代はじめの大学生時代は自由な時間がいくらでもあるので、そのときにどういうふうに、またどれほど勉強するかが彼らの人生にとって大変重要なことです。

この時期にもっとも大切なことは、幅広く興味を持って、いろいろな本をたくさん読むことです。たしかに、子どものときから二十歳くらいまでに、どの程度幅広く読書をしているかどうかは、その後、勉強する習慣を維持できるかどうかを大きく左右します。また、頭の働き方も違ってきます。

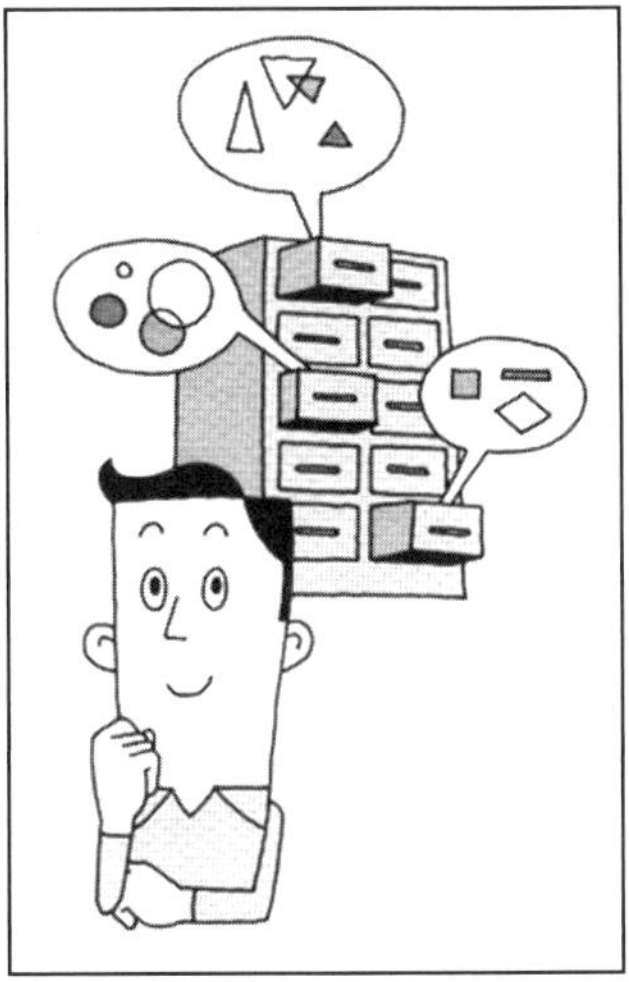

たとえば、大学で工学部に入学して、工学で創造力を養いたいと思っても、工学だけしか勉強していない人は、なかなか創造力が出てこないものです。数学や

生物学、あるいは文学書など、幅広くいろいろなことを学んだ人のほうが、豊かな発想が出てきます。脳のなかに収められている引き出しが多いほど、応用も効くのです。幅広くいろいろなことを勉強することが、人間のクリエイティビティの元になるのです。

ことに広く深く勉強できるのは、若いときだけです。そのためには幅広い読書が一番大事です。少年期、青年期には、一度さーっと読んだだけでも内容をかなり覚えているものです。それが年齢とともに読んでも覚えられない、忘れやすくなっていきます。六十歳を過ぎたら、声を出して読まないと覚えられないとか、マーカーを引かないと覚えられないなどという人が多くなってきます。

ですから、若いときに多くの本を読めば読むほど、その人にとって、読んだ内容は血になり肉となっていくのです。

さらには、幅広く読むだけでなく、ある分野に興味を抱いたら、その分野の本を徹底的に読み、学ぶことも大切です。たとえば、生物の分野で、ことに脳について興味が出てきたら、脳関係の本を、それこそ入門書からかなりレベルの高い専門書まで読み深める。あるいは、文学であれば、ドストエフスキーの長編小説をすべて読破して、ドストエフスキーについての研究書まで読んでみる。そんなことは、いくらでも自由な時間がある学生時代しかできません。また、そこまで根気や意欲を持てるのも二十代の若いうちです。

◎二十代の勉強法❷　量をこなせばこなすほど脳は効率がよくなる

それでは、一日のうち何時間以上、読書なり勉強なりをしたほうがいいのでしょうか。

進学校から東大に入ってきた学生などに聞くと、意外に勉強時間が少ないのです。それは純粋に勉強ということで、読書時間などは入っていないのですが、大学生では、せいぜい一日二時間程度というのが多いのです。受験時代もそれほど長い時間勉強だけをしていたというわけでもないようです。

ということは、ほんとうに勉強ができる人は、それほど長い時間勉強するのではなく、短時間で集中的に効率的にできるということです。集中力がある学生は、読書スピードも速いのです。

すでに集中力についてはお話ししましたが、本当に集中できるのはせいぜい四十五分程度です。だらだらと何時間も勉強するよりも、集中して四十五分間勉強したほうが、効率がいいのです。トップレベルの成績の人ほど短時間で効率がいいようです。

短時間で勉強でき、短時間で読書をこなすことができれば、勉強や読書以外に、いろいろなことをする時間もふえることになります。それだけ幅広い体験ができることにもなるのです。

なかには生まれつき能力が高い人もいますが、短時間で能率的に勉強や読書をこなせるのは、基本的には訓練によるのです。もともとは長時間勉強したり読書したりしてきた積み重ねがあるからこそ、短時間でできるようになるのです。

たしかに、人によって、多少差はあるでしょうが、毎日時間を決めて勉強や読書を習慣づければ、だんだんとスピードは速くなります。要は根気よく続けることが大切なのです。そしてまずは量をこなすことです。ほんの一握りの頭が非常にいい人は別として、多少スピードや効率に差があっても、結局は、大量に勉強、読書した人のほうが勝つのです。

本当に頭がよくて、要領のいい学生というのは、東大でもせいぜい一〜二%で、あとの学生はどんぐりの背比べで同じようなものです。東大の理系は八割程度が大学院に残るのですが、そこで研究者として何とかなるのは、努力して長時間実験に取り組む学生です。

研究者として一流になる可能性があるのは、どれほど実験に時間をかけたかで大体決まります。いくらもともと頭がよくても、あまり実験をせずに、毎日ぶらぶらしていて早く帰るような学生はやはりだめです。

まずは量をこなすしかないのです。もともと短時間でこなせるような頭がいい人であっても、やり続ける根気がなければものになりません。天才とはまず量をこなすことができることが前提で、量をこなすことによって効率的にできるようになり、さらに業績をあげた人なのです。

二十代は勉強でも仕事でも量をこなすことで、どんどん上達します。

◎二十代の勉強法❸　大きな目標を持ってモチベーションを高める

量をこなすには、一日だけ一時期だけやってもだめです。そのためには、やり続けることが必要です。

よく小学生時代に神童といわれるような人もいます。いわゆる天才児ですが、こうした子どもたちは、親が教育熱心で一所懸命に教えるということもあるかもしれませんが、それだけではなく早熟なようです。

言葉を早く覚えた、いろんなことを早くから知っているということですが、それが続かない人も多いのです。

昔から、「十で神童、十五で才子《さいし》、二十歳過ぎればただの人」などといわれますが、たしかにそういう人が多いのです。早いうちに能力を発揮するのですが、その後伸び悩みがちです。ですから、若いときに、「とてもあいつにはかなわない」と思っていても、大人になって伸びて、追い抜くこともできるのです。

つまり、子どもの頃、神童とか英才などといわれるのは、たんにピークが早くくるというケースが多いのです。

東大などは世間的に見れば、英才児が集まったところだと思われるでしょうが、みんなが東大入学後も伸びるわけではありません。東大に入ってしまったとたんに勉強をしなくなる学生も多いのです。そういう学生はやはり伸びません。それ以後、伸びない人は、ひと言でいってしまえば、それまでの多少頭がいいことにあぐらをかいて努力が足りないのです。東大生はたしかにそれまでは早熟で優秀だったのですが、だからといって、その後も優秀であり続けることができるわけではないのです。

結局は、努力を続けることができるかどうかで、その後伸びるかどうかが決まります。東大に入ったとたんに勉強しなくなる学生は東大に入ることだけが目標で、それ以上の目標を持つことができないのです。東大入学後、どのような目標を設定して、どれだけ努力できるかどうかが大切です。

サッカーの選手でも才能よりもトレーニング量で決まるといわれています。プロのサッカー選手になるくらいの人は平凡な人から比べると、みなサッカーの才能がある人たちです。そのなかで活躍するには、毎日血のにじむようなトレーニングを重ねるしかないということでしょう。

いくら才能があってもトレーニング量が少なければ、その才能は満足に発揮できません。大リーグで活躍するイチローももちろん才能もあったのでしょうが、幼い頃からのトレーニングの積み重ねが現在のイチローをつくってきたのです。イチローと同じレベルの才能があったとしても、トレーニングを怠って三流選手で終わってしまった選手というのも大勢いると思います。

その日々のトレーニングを支えるのがモチベーションです。たとえば、どうしても一流大学に入りたい、医者になりたいといった強い意欲です。目標を明確にすることで、それに向かって努力するモチベーションが高まるのです。

入試の弊害が叫ばれて久しいのですが、入試というのはモチベーションを上げる良い機会です。若いときの成功体験は、なによりも上達へのモチベーションになり、「勉強すればよいことがある」という考えが刷り込まれます。

目標レベルは、若いときには高いレベルに設定すればいいのです。高いレベルを目指せばそこまで到達できないとしても、それだけ高いレベルに到達することはできるはずです。私は二十代前半までは、研究者であれば「ノーベル賞をとる」といった、実現不可能に思えるような目標を持っていいと思います。

ただし、年齢を重ねれば重ねるほど、自分の力がわかってきて、そんな目標はとうてい到達不能だとわかってきます。あまり不可能な目標はかえってやる気を失わせます。年齢とともに、身近で達成できそうな目標に軌道修正していくことも必要です。

◎二十代の勉強法❹　幅広く学ぶために時間を有効に使う

時間を有効に使うことが大事なのは、どの年代も同様ですが、ことに二十代は仕事においても基礎的な力をつける時期だけに非常に大事です。

学生時代までは午前中に授業がなければ、昼まで寝ていてもよかったし、授業がなくて大学に行かないのであれば、一日中だらだら時間を過ごすこともできます。しかし、社会に出れば、平日は毎日九時には会社に行かなければいけないわけです。通勤時間が一時間かかるとしたら、八時には家を出なければならないので、遅くても七時半頃には起きなければなりませんし、きちんと朝食をとってとなると、もっと早く起きなければならないかもしれません。

夜も定時に終わっても夕方の五〜六時で、残業などあれば七〜八時まで会社に残っていることもよくあることでしょう。家に帰って食事をとったら、ゆとりの時間などはほんの数時間です。

ですから、その時間をどう自分の頭に栄養をつけるために使えるかによって、その後の人生が大きく変わってきます。

たとえば、その数時間を携帯でメールや長電話をしていたり、ゲームやマンガなどで使っていたら、その人の能力はまったく伸びません。学生などとくにそうですが、今の若い人たちは、一日に何時間も時間の無駄遣いをしています。社会人になっても、そんなことをしていたのでは、脳はどんどん怠けるようになってしまいます。

たしかに、昼間の仕事のストレスを何かで発散することは必要ですが、二十代のうちに脳をフルに使って、どれだけいろいろなことを勉強するかで、それ以後の脳の働きは大きく変わってきます。

ことに大切なのは、二十代に創造力を磨くことです。創造力とは何かを新しく創り出す能力です。それは子どものときからの積み重ねも大きいですが、ことに十代、二十代にどれほど勉強するかが大きいのです。

勉強といっても、もちろん学校の勉強だけではありません。十代までは、現実から離れた空想的な世界における創造力で十分です。しかし、二十代になれば、現実の社会に適応できるものを創り出す創造力が必要とされます。

創造力をつけるためには、柔軟な発想、思考が必要ですが、その基礎になるのは、幅広い勉強です。社会人になれば、学生時代のようには時間がとれなくなるので短時間で効率よく学ばなければなりません。

まずは会社に適応して仕事を覚えていかなければならないので、自分の仕事のスキルを磨くための勉強が第一になります。上司など周囲の人たちから、仕事に関するいろいろなノウハウを教わるでしょう。それに適応するためには、ある程度の時間が必要です。それを自分で吸収し、体で覚えていかなければなりません。

最近は一つの会社にずっといる人は少なく、三年前後で転職する人がふえています。すると、そこでも新たな仕事に適応しなければなりません。二十代は実務能力を磨くことが先決です。八割の時間は実務を体と頭と両方で覚えていく、あとの二割の時間を有効に使って、仕事に直接関係ないような本を読むなどして、勉強して幅を広げていく必要があります。

あまり勉強する時間はとれないでしょうから、深く勉強するのは難しいので、幅広く浅くてもいいから、いろいろな本を読むことです。

◎二十代の勉強法❺　自己流にこだわらず素直に人から学ぶ

本から仕事のスキルを学ぶことも大切ですが、短時間で学ぶためには、人から学ぶことが大事です。

変な自信を持っていると、かえって人から素直に学べないのです。若いときは、実務経験が浅いので、自分は何でもできるように錯覚するところがあります。人がやっているのを見れば、その欠点がわかるものです。自分がやれば、うまくできると思い込みます。ところが、実際にやってみると、軽蔑していた先輩ほどもうまくできません。二十代の頃は、そんなことの繰り返しです。

そこで、「それはたまたま失敗しただけだ。次はうまくできる」などと、謙虚になれない人が意外に多いのです。

若いときから、優秀で自信過剰な人がいます。学生時代までは優秀だと、「おれはいつもトップでここまできたんだ。やれば何でもうまくやることができる」といったタイプの人は、このへんで伸び悩みがちです。そういう人は自分のやり方に自信を持っているので、あまり人からのアドバイスを聞かない傾向があります。

それに対して、謙虚な人はうまくいかなければ人に聞くことができます。人に聞くことができる、人から学ぶことができるということがとても大事なことです。もちろん、ある程度自分に自信がなければ困りますが、自信過剰で凝り固まっていると、素直に人のいうことが聞けなくなります。若いうちから自分のやり方でいいのだと思い込んでしまうと能力が伸びません。

学生もそうですが、自分だけで一年間一所懸命実験などをやっていても、どうやってもうまくいかなかったのに、ある先輩と一緒に実験したところ二日でうまくいったという例があります。自己流にこだわっていると、なかなかうまくいかないことでも、その会社なりで培われてきた方法を、先輩から教われば、短時間で能率よく仕事もこなすことができるようになるでしょう。そうすれば、自分の時間も取れるようになります。

そうしてできた時間で、今の仕事に関係するものだけでなく、幅広く勉強することです。それが創造力をつけることに結びつきます。若いときには、柔軟な発想ができるのですから、自分の仕事に関することだけでなく、仕事からかけ離れたいろいろな勉強をするように心がけたいものです。たとえば、理系の研究者であれば経済など文系の本まで読むといったことです。そうした余力が大事なことです。

二十代の勉強法としては、人の話を素直に聞ける「素直力」というのはとても大きな武器になります。

二十代で大変重要なことをもう一つ付け加えておきましょう。それは、成功談を知る、ということです。そのためには、有名人の伝記を読むのも大変良い勉強になります。一般に人間は失敗を恐れ、歳とともに新しい挑戦を恐れるようになります。これが学ぶ意欲の低下につながります。伝記の中には失敗談もありますが、概してそのあとうまくいったことが書いてあります。その中からヒントを得て自分の生き方の幅を広げることはとてもよいことです。

◎三十代の勉強法❶　三十代半ばまでには、自分の能力、適性を見極める

三十代半ば以降になると、会社での評価もある程度決まってきます。研究者を例にあげれば、その能力がはっきりするのは、論文が書けるかどうかによります。これは、

若い時期からかなりはっきりした差が出ます。いくら頑張っても書けない人というのもいます。

それは発想がいいとか、実験がうまいというのとは別です。この実験をやったら、こういう新しい仮説が証明できるといった一つのストーリーが頭のなかで構築できないと、論文は書けないのです。

ですから、そういうストーリーが頭のなかで書けるかどうかが問題なのです。若いときにそれができなければ、経験を重ねたからといってできるようになるものではありません。ですから、どう頑張ってもできない人がいるのです。これについては逆転がありません。

そうした能力は二十代ではっきりとわかります。論文を書く能力がないとわかったら、研究者の道ではなく、別の道を歩んだほうがいいのです。研究者としてやっていけるかどうかは、二十代で大学院の博士課程までにははっきりとします。そういう意味では私たちは適性がわかりやすい職業といえます。

しかし、一般の仕事となると、それほど若い時期に見極めがつくわけではなく、三十歳までは、あまりたいした能力を発揮してこなかった人が三十歳を過ぎて目を見張るほどの能力を発揮するということもあるかもしれません。それでも、その人の適性や能力は、三十代半ばくらいにははっきりするものでしょう。

ですから、どんなに遅くても、三十代半ばには自分の適性を見極めなければなりません。

若いうちは、自分の適性がどこにあるかわからないので、三年ごとに会社を辞めて仕事を変わったりするのでしょう。できれば、二十代のうちには自分のやりたいこと、適性を明確にしてほしいものです。私たちの大学院にも、「私は研究に向いているかどうかわかりませんので、将来どうするか決めていません」という大学院生が入ってくるようになりました。大学院に入るときになっても自分の適性がわからず将来が見えないという人は、それだけでもう熱意もなく見込みがないということなんですが、そうもいえないところがつらいところです。

自分の適性がきちんと見極められなければ、その勉強や仕事の方向性も試行錯誤しがちです。適性、能力を見極めることが、この年代以降の勉強法、仕事術の効果をどこまで高めることができるかを分けるといっていいでしょう。

◎三十代の勉強法❷　集中力を維持する工夫が大事

三十代になると、だんだんと坂道を転げ落ちるように、集中力が衰えはじめます。難しい本などを読もうとしても忍耐力がなくなり、すぐに飽きてしまって、なかなか読み通せなくなります。読書時間も短くなりがちです。

集中しているときに脳のどの部分が関係するのかはよくわかっていません。脳の地図を見ると、集中するときには脳の全体が光っています。ことに前頭前野だけが働いているというわけではないのです。

ですから、なぜ三十代くらいから集中力が衰えるのかはわかりません。脳が衰えはじめるのは四十歳からといわれますが、集中力と創造力はどうももっと早い時期から衰えはじめるようです。

それでは集中力を維持するためにどうすればいいのでしょうか。

集中力が維持できなくなるのは、同じことを長時間やっていると飽きてくるからです。若いときには、同じことを何時間でも夢中になってやることができたのに、歳をとるにつれてそれができなくなります。

すでに何度かお話ししたように、一つのことをやるのに集中することができる時間が四十五～五十分程度です。人間が一つのことに、ほんとうに集中できる時間というのは若いときでもその程度の時間なのです。

四時間も五時間も続けて勉強している、仕事をしているといっても、その間ずっと集中できているわけではありません。自分では続けてやっているつもりでも、途中でほかのことに気をとられたり、トイレに行ったり、多少の息抜きをしたりしているものです。

集中力を高めるためには、逆にいえば、うまく休憩を取る必要があるのです。若いうちでも四十五分程度ですから、年齢を重ねれば集中できる時間は短くなると考えてください。三十代になったら、三十分程度集中したら、ちょっと息抜きをすればいいのです。

もちろん、飽きっぽいかどうかは人によって違います。子どものときから何時間でも同じことを飽きずにできる人もいますし、逆にほんのちょっとやるとすぐに飽きてしまう子どももいます。

自分で飽きっぽいほうだと自覚しているのならば、飽きない程度の時間集中するように心がければいいのです。たとえば、三十分集中して一所懸命にやったら、そこで五分休憩を入れるというようにです。

それは経験を重ねれば、自分なりのやり方がわかってくると思います。

また、集中状態に入るのに時間がかかる人と、かからない人がいます。寝入るまでの時間がかかるか、かからないかも人によって違いますが、それは仕方ないのです。

たしかに、勉強をはじめればすぐにそれに集中できる、仕事をはじめればすぐに集中できる人のほうが仕事も勉強も効率がいいのですが、自分がそういうタイプでなければ、その人なりに工夫をすればいいのです。

いずれにしろ、年齢が高くなるほど集中力が落ちてきます。ですから、三十代からの勉強法として大事なことは、休息をうまくとることです。

また飽きっぽいということですが、すぐ飽きるというのは、非常に主観的なものです。客観的に見れば、飽きているようには見えないのですが、自分が飽きると思い込むらしいのです。

ですから、飽きるということは非常に主観的な感じ方なので、逆にいうと、変えることもできるわけです。短時間であっても集中して勉強するという訓練を繰り返せば、だんだん飽きなくなってくるのです。

そのためには、習慣をつけることです。この時間は勉強しないと気持ち悪いというところまでいけばいいのです。勉強や仕事だけでなく、いくら健康にいいとわかっていても、散歩の習慣ひとつつくるのも難しいものです。しかし、一歩外に出て歩きはじめてしまえば何とかなるものです。勉強や仕事もそれと同じです。

そして、年をとればとるほど勉強することが難しくなります。何か目的がないとできないものです。たとえば、私でも講演が近づいてくればその題目にあわせて勉強します。

若いときには、あるテーマの本をすべて読破してしまおうなどという意欲もあるし、時間もあります。しかし、年齢を重ねるとともに、そうした単なる知識欲だけでは努力できなくなります。ある目的、たとえば「○○の日に必要だから読んでおかなければならない」といった動機付けが必要なのです。集中するためには、こうした目的意識をはっきりすることが大事です。

もう一つはやはり締め切り意識を持つことです。仕事であれば、締め切りはつきものです。しかし、自分の勉強について、締め切りを設定するのは実際にはなかなか難しいものですが、「この一年にこれだけはやっておきたい」といったことを設定することは、目的意識をはっきりさせて、勉強を続けるモチーフになります。

◎三十代の勉強法❸　創造力を強化する

仕事も順調にいくようになった三十代には、若手としてリーダーシップが求められ始めます。そのときに大事なのが「創造性」です。忙しい三十代には、腰を落ち着けて勉強する時間がありません。その割には、上司から求められることも多くなり、体力的にも精神的にも消耗する年代なのです。

それでは、創造力とは何でしょうか。新聞の投書欄には、自分が初めて考えたように意見を述べる人が多いのですが、ほとんどすべてが思いつきか、他人の言葉のモノマネです。最近はやりのブログのほとんどが他人の言葉を丸写し（コピペ）したものだらけで、これも創造性とは対照的なものの代表例です。

創造性とは、思考の早さ、柔軟性、実用性、そして独創性をあわせたものです。誰も考えなかった新しいこと、しかもすぐ実行できることを考え付くのは大変なことです。研究でもそうですが、世界で初めてというのはそうそう簡単なことではありません。若手の三十代では、やはりうまくいったことを真似することから始めることが重要で、その中から出てきた新しい発想を実用化していくことができればしめたものです。

◎四十代の勉強法　実体験を生かす工夫が必要

四十前後になると、企業でも当然、人の上に立って指導する立場になるでしょう。そうなると、それまでの仕事の仕方、勉強の仕方とは変わることになります。また変えていかないと、やっていけなくなります。

私のような仕事でも、四十歳までとそれ以後では、変わってきます。大学の教員は研究と教育をしなければなりません。三十代までも、もちろん教える仕事はありますが、まずは研究者として、自分の研究を深めることが第一です。

しかし、三十代半ばから四十前後になると、人前で話すことがとても多くなります。

学生相手に教えるだけでなく、研究発表など含めて、外に向けて話したり、書いて発信する機会が非常にふえます。

人に話すとなると、やはり聴き手が興味を抱いていくように工夫して、面白い話を織り込む工夫も必要です。そういうネタを仕込まなければならなくなりますし、体験も必要です。

人前できちんと話すことができる、論文を書いて外に発信することができるといった力がないと、今では大学の先生にはまずなれません。ただひたすら自分の研究だけをすればいいというのは昔の話で、今の研究者にはいろいろな能力が必要なのです。

つまり個人プレーではなく、若い人たちをはじめチームを引っ張ったり、外に向けて発信することが大きな仕事になってくるわけです。大学でもそうなのですから、企業では、三十代半ばから四十歳になれば中間管理職として、個人プレーよりも、チームプレーの指導者として若い人たちを引っ張る役割がいっそう大きくなるでしょう。

四十前後になれば独創力は落ちてきますが、それに代わって、若い人たちを指導したり、プロジェクトチームを引っ張ったりする力が必要になるということです。当然、仕事のやり方も変わります。

この年代では、個人の仕事の能力を高めるだけでなく、人間関係、そしてそれまでの体験を生かして新たなことに適応する力といった、人間力を含めた総合的な脳力が必要とされるようになります。

それは本などからの単なる知識から得られるものではありません。経験、知識、人間性など、すべてを磨かなければならないのです。

ですから、もちろん、本などから新たな知識を得ることも必要ですが、それだけでなく、人とのつき合い、人の使い方、経験を積み重ね、それらを総合的に生かす脳の使い方をしなければならないということになります。まさに脳のネットワークの総合力を鍛えることが必要なのです。

四十代というのは、人生の転換点です。その後の人生をどう生きるかの足がかりを作っておかねばなりません。勉強を続ける目的をはっきりさせ、その知識を他人や社会との関係だけでなく、自分の今後の人生にも生かさねばなりません。勉強の習慣づくりは、この時期にし終えなければならないのです。

◎五十代の勉強法　仕事以外のことを学ぶ

五十代半ばまでは、四十代の延長上でまだまだバリバリと仕事をする人が多いと思います。

しかし、五十歳も半ばを過ぎる頃から、自分の人生も少しずつ先が見えてきます。六十歳定年ならば定年まであと五年、さらに働けるとしても、企業はせいぜい六十五歳までですから、働けるのもあと十年、そして平均年齢まで生きられるとしたら、などと定年後の生活も折にふれて考えざるを得なくなります。

四十歳を過ぎると、脳の神経細胞が減ってきます。とはいえ健康であれば五十代は脳の働きはそれほど衰えるわけではありません。

自分の仕事の先が見えてくると、仕事に関連することを学ぶモチベーションが弱くなってきます。五十代半ばくらいから六十代にかけては、むしろ趣味の勉強に移行する時期です。

五十代になれば、組織のなかで課長、部長など、管理職に就いている人が多くなるでしょう。仕事に関連する勉強では、部下をどううまく使うかといった管理的な勉強は必要でしょうが、純粋に自分自身の仕事の能力を高めるような勉強とは違ってきます。

つまり、社内の人間関係をいかにうまく築くかというのが主になってきます。

そして、そろそろ定年後を見据えて、昔やりたくて途中で挫折したピアノを習ってみようなどと、趣味の勉強に興味が向かうようになります。

趣味のための勉強となると、それまでの昇進など仕事関連の勉強とは明らかに目的が変わります。自分の楽しみ、健康、生活のためといった勉強になります。

しかし、ここで難しいのは、仕事に関連することであれば、まったく新しいことを勉強するわけではありませんが、趣味などとなると、新たなことに挑戦しなければなりません。たとえば、それまでまったく将棋をやったことがなかった人が、定年後の趣味として将棋をやってみようと思っても、まったくの初歩からとなると、なかなか覚えるのが難しいものです。それまでまったく運動をする習慣がなかった人が、いきなり健康のために運動をしようといっても、やはり難しいものです。

できれば五十歳までに自分の趣味を持って、少しずつでもやり続けているのが理想的です。いざ定年になっていきなりはじめようとすると、新たなことはかなり敷居が高いものです。少なくとも、五十代半ばくらいまでには、何か趣味を持ちたいものです。そうすれば、定年後何もやることがなくて困るということにはならずに済みます。

五十代を、仕事だけでなく、定年後の自分の人生をデザインするための準備期間としてとらえ、仕事以外のことを勉強する時間をつくるようにしたほうがいいのです。

つまり、勉強の「目的」を変えるのです。なかなかこれができない方には、グループ学習をお勧めします。あとでもご紹介しますが、大学や公共機関がおこなっている公開講座、新聞チラシなどに入っているもっと小規模な地域の勉強会、など興味が合えば何でもいいのです。議論することで記憶が固定され、内容が頭に入っていきます。ひとりで勉強するよりよほど効率がいいのです。ただしそのときには、人選も大事です。リーダーとして適当な方がいるか、勉強目的が似ているか、などが重要なことになってきます。もちろん、お金を払って習いに行くことも重要です。それだけで勉強のモチベーションが上がります。

◎定年退職後❶　カルチャースクールなどに通うなら目的を持って

定年退職するときには、みんな「これで好きなことができるようになる」と思います。ところが、実際には、なかなか好きなことが見つからない。また体が思うように動かずに、できないということもあります。

自分の好きなことが見つからないままに定年を迎えてしまうと、それからいきなり何かを探そうとしても、なかなか難しいのです。

たとえば、カルチャースクールで何かを学ぼうとしても、それを学ぶ目的が明確ではないのです。東大で公開講座を開くと、有名な先生が何か面白いこと、役に立つことを話してくれるのではないかと、聴きに来たいという人が多いのです。しかし、何のために聴講するのかというと、ほとんど目的がないのです。その講座を聞いて、将来自分のために何かするというのではなく、ただ漠然と、有名な先生が話すから来たということで、聞くだけで頭がよくなるような気持ちで来るのでしょう。しかし、それでは結局ほとんど役に立ちません。

どこかの大学などの公開講座を聴講に行くのでも、カルチャースクールに行くのでもいいのですが、無目的では、その講座をとったという自己満足だけで終わってしまいます。

そういった講座を聴くのであっても、自分が将来やりたいことと結びつくようなものならば、熱心に勉強することもできます。たとえば会社の嘱託で残って広報的な仕事をしたいのならば、自分の会社の仕事をうまく説明する技術が必要です。そのための表現力が必要ということで、表現力の講座をとればいいのです。

今、六十代はまだまだ若々しく、仕事をする活力がある人が多くいます。ですから、お金を稼ぐという意味での仕事でなくても、社会的に何か役に立つことをするのでもいいのです。それを学ぶことで何らかのことで社会に貢献できると思えば、おのずからやる気も違ってきます。

たとえば、地域の自治会の広報誌の担当をしようというのなら、パソコンで文書を書いたりレイアウトしなければなりません。公民館のパソコン講座などで学ぶのであっても、そういった目的があるかないかでは、学ぶ意欲もまったく違います。

また、カルチャースクールなどの学ぶ場に行くのであれば、ただ先生の話を聴くというのではなく、グループで議論したりして、自分もレポートを書いてきて発表するなど、発言できるような場がいいのです。新たな知識も入ってきますし、違う人の考え方もわかります。それによって脳は活性化します。

何か新たなことをはじめて続けるためには、そのことを話す相手や仲間が、身近にいれば、続けていく意欲がわきます。家に帰って、奥さんに「今日、こんな話を聞いてきた」「習ってきた」と話すだけでも、聴いてきた知識を記憶にとどめることができます。それを聞いた奥さんが「それは面白い話ね」などといってくれれば、大きな励みにもなります。

そんな家庭ならばいいのですが、趣味がまったく違う夫婦も多いですから、奥さんが興味を示さないことも多いでしょうね。それならば、同好の趣味の仲間をつくることです。

できれば年齢構成もなるべく違う集団に入って、いろいろな世代の人とコミュニケーションをとることができれば、さらに脳は活性化します。

◎定年退職後❷　今できることに目を向けて社会とのつながりを

歳をとるに従い、その人の本来の性格がはっきりと出てきます。いかに短気な人でも会社にいれば、むやみやたらに癇癪《かんしゃく》を起こすわけにはいきませんから、何とか抑えています。一見穏やかそうに見えても、その人は激しい人かもしれないのです。

しかし会社から離れて、もはや社会的な仮面をかぶって無理する必要がなくなると、どうしても、その人のもともとの性格が表われやすいのです。

しかも脳の前頭前野の抑制機能が衰えてくると、抑制がきかなくなります。そのために歳をとるにつれて、感情のコントロールがきかなくなり、本来の性格が出るようになります。もちろん、それはその人次第で、脳を若く保っていれば大丈夫ですが、人とのつき合いもなくなり、家にひきこもりがちになると、脳の機能も落ちていくことになります。

そして、もう一つ気をつけなければならないのは、高齢になるにつれてうつになりやすくなることです。自分の可能性がどんどん少なくなっていき、若いときのように希望が持てなくなるのですから、多少は暗い気分になるのも当然です。

しかし、そこでできないことばかりに目を向けずに、いま自分ができること、これからできそうなことに目を向けるようにすることです。高齢になってうつになってしまうと、人と会いたくなくなって、いよいよ人とのコミュニケーションもなくなります。そうなると脳の働きも落ちて、場合によっては認知症とつながることもあります。

ですから、高齢になればなるほど、ものごとをあまり深刻に受け止めないようにして、多少アバウトでいいかげんを心がけることです。前著『いつまでも「老いない脳」をつくる10の生活習慣』で書きましたが、百歳の長寿者の長寿の心がけで共通するのは、「ものごとにこだわらず、自由気ままに振る舞う」ことです。

つまり、年をとることをあまり深刻に受け取ることなく、いつまでも柔軟な心を持つことが脳も体も若く保つのです。

六十代までは脳の衰えといってもそれほど心配することはないでしょうが、七十代、八十代になると、やはりボケる人も出てきます。六十代で何もせずに家にひきこもった生活をしていると、脳の衰えも早いので、そういう心配が出てきます。

ですから、うつにならない、ボケないためには、仕事でなくてもいいのですが、社会とのつながりを持ち続けて、何らかの役割で生涯現役でいようという心構えが大事です。高齢でも、脳も体も元気な人は、定年のない仕事、それも体も十分に動かす農業などの仕事を続けている人が多いのです。

よく経済的にゆとりがあるのなら、ボランティアをすることが勧められます。しかし、私自身はボランティアよりも、わずかであっても、報酬をもらう喜びに結びつく仕事のほうがやりがいも大きいと思います。報酬というのは正当な労働の対価ですから、老人を無償のボランティアに使うという考え方は誤りです。

農業や自由業などであれば定年がないので、自分が働きたいだけ働くことができるでしょう。また経営者ならば定年も遅いでしょう。しかし、一般のサラリーマンは六十代半ばで定年になるので、いつまでも仕事をするのは難しいと思います。

最近、高齢者の人が幼稚園や小学校で、子どもたちに昔の遊びなどを教えるといった話も聞きます。人に教えることはやりがいのあることですし、子どもと接することが脳の活性化にもなります。それが単なるボランティアではなく、わずかであっても報酬があればさらに働きがいにも結びつくのではないかと思います。

どのような場でもいいのですが、社会的な場に出て行くことが、高齢者にとってはもっともいい勉強になることだと思います。死ぬまで何らかの形で社会的な役割を担う、それ自体が高齢者にとっては脳が喜ぶ勉強です。

◎定年退職後❸　コミュニケーションこそ最大の脳活性法

高齢になればなるほど、人とのコミュニケーションをとることを心がけたいものです。

人とコミュニケーションをとるときには、脳は言語野だけでなく、前頭前野などを含めて、活発に働きます。人の話をきちんと聴こうと思えば聴くための聴覚野、言葉の意味を理解するための言語野をはじめ、脳のいろいろな部分をフルに働かせる必要がありますし、話すためには、さらに自分の考えをまとめようとするので、脳のいろいろな部分にしまわれている記憶を引き出したり参照したりしなければなりません。

ですから、人と会話することが脳にとって大切なことはいうまでもなくおわかりだと思います。

脳がいつまでも十分に働くには、人とのコミュニケーションは必要不可欠です。高齢の方でも、最低限家族とのコミュニケーションはあるでしょう。問題は、一人暮らしの高齢者です。

これからは年をとって一人暮らしの人がふえる可能性があります。一生独身者もふえるでしょうし、離婚して独身という人もふえるのでしょう。また、そうでなくても、最近は子どもが自立すれば同居することが少ないので、夫婦のどちらかに先立たれれば一人暮らしになるケースも多いでしょう。今後高齢者の一人暮らしというのは、大きな社会問題になるでしょう。

上野千鶴子さんの『お一人様の老後』という本がベストセラーになったのも、そういう社会背景があります。上野さんの本は主に女性の老後の一人暮らしを取り上げたものですが、女性の一人暮らしは男性と比べて強いものだと感心します。

女性の場合には、一人暮らしになっても、それまでに趣味や地元での社会活動など、さまざまな人間関係を築いているようです。しかし、男性の場合には、定年によってそれまでの仕事の人間関係が切れてしまうと、ほとんど人間関係がなくなってしまいます。近所とのつき合いもなく、話し相手といえば、奥さんだけとなってしまうケースも多いものです。さらに、奥さんに先立たれたりすると、まったく話し相手がいなくなってしまいます。

そうなると、認知症になる危険も高くなります。

脳をいつまでも健康に保つためには、コミュニケーションが欠かせません。まずは家庭でのコミュニケーション、そして、できれば趣味や地元のボランティアなど、いろいろな場で人間関係をつくるように心がけて、日ごろからコミュニケーションをはかりたいものです。高齢になればなるほど、そうした人との会話、コミュニケーションこそが外から情報を得る大きなツールとなり勉強です。そして、それこそが脳力をいつまでも若く保つ秘訣なのです。

◎まとめ　10のポイント

さて、これまで読み進めていただいて、いかがでしょうか？

喜んで働く脳をつくるためには、日々の習慣がいかに大切か、おわかりいただけたと思います。

最後にそのポイントをまとめておきましょう。

(1)規則的な生活をする

基本的には、朝型でも夜型でもいいのですが、普通は社会に適応するためには、朝型でないと困ることが多いと思います。また、夜型で昼夜逆転の生活になると、太陽が出てから眠ることになるので、眠りが浅く、その質が悪くなります。ですから、お勧めは朝型の規則的な生活です。

(2) 七〜八時間の睡眠をとる

本文でお話ししたように、記憶を固定するためには、七・五時間が理想的だということは実験で明らかになっています。睡眠時間は個人差がありますが、睡眠のサイクルとしては、最低四サイクル程度は必要ですから、短くても六時間程度はとりたいものです。

(3) 週に二〜三回程度の運動を心がける

最低限、ウォーキング、ジョギングなど有酸素運動を週に二〜三回、そしてできれば、腹筋、背筋が基本ですが、筋力運動も取り入れたいものです。本文でお話ししたように、有酸素運動は、最大酸素摂取量を維持したり、高めるからです。そして最大酸素摂取量が大切なのは、それが持久力のもとであるだけでなく、脳にも酸素を取り入れて脳力を十分に引き出すために必要だからです。

(4) 食事のコントロール

きちんと朝食をとり、朝はご飯など炭水化物をとると、脳が働きやすくなります。また、腹八分目にして食べ過ぎないことです。さらに、ファーストフードは極力避けて、きちんと料理して、タンパク質も、肉類に偏らず、魚類、そして豆腐、納豆など大豆たんぱくも多く摂るようにすることです。また規則正しく食べる習慣をつけてください。

(5) ストレスをうまく受け流す

ちょっとしたことでもくよくよしてしまう神経質な性格の人にとっては、なかなか難しいことかもしれませんが、ストレスコントロールは体の健康の上だけでなく、脳を健康に保ち、十分に働いてもらうためには、大切なことです。ストレス解消になるような自分なりの楽しみ、気晴らしの仕方を確立しておきたいものです。日常とちょっと違うことをしてみるというのも有効です。

(6)「嫌だ」「苦手だ」という思い込みを変えるためには、時間を決めて復習する習

慣をつける

繰り返し、やり続けることで脳のつながり方が変わることはすでに本文でお話ししました。勉強でも仕事でも、不得意なことを克服するためには、毎日繰り返し続けることが一番効果があります。

(7)勉強、仕事は好きなことからはじめる

本文でお話ししたように、好きなことからはじめて脳のエンジンを上げることで能率を上げることができます。それは段取り力にも結びつくことです。

(8)少し上のレベルを目指し、自分に適度なプレッシャーを与える

(9)目標をきちんと設定する

(8)と(9)は多少関係します。必要以上にプレッシャーを与え過ぎても、脳はその力を十分に発揮できなくなってしまいますが、いつも通りのことをしているだけでは、脳は余裕ができて怠けるようになってしまいます。目標を持って、つねに今の自分の力よりも少し上を目指して力を発揮しようとすれば、脳に適度なプレッシャーを与えて脳力を上げていくことができるのです。

⑽読書をする、そしてその内容を人に話したり、ポイントをメモしたりする

読書がいかに脳にとって大切かということは、すでにお話ししたとおりです。そして、漫然と読むだけでなく、それについて人と話す、ポイントを書きとめるといったことで、その効果は何倍にもなります。

今お話ししてきたことを、日々心がけていただければ、あなたの脳はさらに喜んで働くようになってくれるはずです。

あとがき

本書は、前著『いつまでも「老いない脳」をつくる10の生活習慣』の続編に位置するもので、読者の皆さんに新しいいくつかの勉強法を提案しています。老いない脳をつくるために、若いときから何に気をつければいいのか、学びのコツは何か、という読者からの問い合わせに対する私からの答えがここにあります。

二十一世紀にはいり、我が国も少子高齢化社会に突入しました。若い読者の皆さんも、いつかは四十、五十と年齢を重ねていき、高齢と呼ばれる年齢になります。そのときになって急に何か新たなことをやろうと思っても、体がついていかないだけでなく、頭もついていかなくなるのです。つまり、勉強法は年齢とともに変えていかねばならないものなのですが、自分流を何年もずっと貫いていくと、壁に当たったときに撥ね返せなくなります。

まず、私たちのおかれた状況を見ていきましょう。現在の日本の人口構成をご存知でしょうか。本書を執筆中の二〇〇九年五月現在、我が国の六十五歳以上の老人の割合は二二・五％、十五歳から六十四歳までの働き盛りが六四・一％、そして十五歳未満の子どもが一三・四％となっています。これが二〇五〇年には、それぞれ約四〇％、五二％、八％になると推測されているのです。驚くべき高齢化社会が待っているのです。何十年か後の高齢化社会に向けての勉強を始めなければなりません。

私たちは将来、少なくとも七十歳までは健康な状態で仕事を続けなくてはならなくなるでしょう。体の健康とともに、心の健康も維持していかねばならないのです。本書で提案した「脳をうまく働かせる」ための方法や生活習慣は、すべての世代にわたって、心の健康を保つ秘訣として、脳科学が推奨する方法を示したものです。

社会や企業、地域や家庭が必要としている知識は、単なるものの羅列ではありません。その場、その時期、その環境で必要な的確な知識であり、それを獲得することは受験勉強のようなものではできません。海外の研究結果ですが、企業での仕事の成績と比例するのは、知能テストの点数、見習い期間の観察成績、面接点であって、学歴、履歴書の内容、性格テストの値ではないのです。

創造力ひとつをとってみても、それをはぐくむにはどうしたらいいか、と聞かれたら、普通の人は困ってしまうのではないでしょうか。本書では、創造力とは、思考の早さ、柔軟性、実用性、そして独創性のことであり、経験によってそれらをどう磨いていけばいいかということを述べています。

私は、「人生死ぬまで勉強」という言葉が大好きです。これには、高い勉学へのモチベーションを維持することの難しさとともに、何事も努力に勝るものなし、という意味が含まれていると思うからです。しかし、どうして勉強していいかわからない、何を勉強していいかわからない、勉強を続けるのが難しい、という人が多くなっていることも事実です。

勉強を続けるには、お金を払って勉強会に行く、というのもいい勉強法ではないかと思います。結婚式にあれだけ大金をかけるのも、もう二度とこんな面倒なことをやるのは嫌だ、という考えを刷り込ませるのに必要なことです。モチベーションの維持をお金で解決しているのです。勉強会にお金を払えば、誰だってもったいないと思って出かけます。出かけているうちに面白さに目覚め、勉強が楽しくなるのです。

私は本書を通して、うまい効率の良い勉強法もあることを読者の皆さんにわかっていただき、その中から自分に合った勉強法を見つけてもらいたいと思っています。何らかの面で皆さんのお役に立てれば、これに勝る喜びはありません。
本書の発刊に当たっては、プロデューサーの荒井敏由紀さんとワック出版の松本道明さんに大変お世話になりました。心よりお礼申し上げます。

平成二十一年六月吉日

石浦章一

石浦　章一（いしうら・しょういち）

東京大学大学院総合文化研究科教授。理学博士。1950年、石川県生まれ。東京大学教養学部基礎科学科卒業、東京大学理学系大学院修了。国立精神・神経センター神経研究所、東京大学分子細胞生物研究所を経て現職。専門は分子認知科学。難病の解明をライフワークに、遺伝性神経疾患の分子細胞生物研究をおこなっている。著書に、『新版 脳内物質が心をつくる』『遺伝子が明かす脳と心のからくり』『生命に仕組まれた遺伝子のいたずら』（以上、羊土社）、『IQ遺伝子』（丸善）、『「頭のよさ」は遺伝子で決まる!?』（PHP新書）、『脳学』（講談社）、『30日で夢をかなえる脳』（幻冬舎）、『いつまでも「老いない脳」をつくる10の生活習慣』（ワック）などがある。

「脳をうまく働かせる人」の習慣力

2009年７月27日　初版発行

著　者　石浦　章一

発行者　鈴木　隆一

発行所　ワック株式会社
東京都千代田区九段南 3-1-1　久保寺ビル　〒102-0074
電話　03-5226-7622
http://web-wac.co.jp/

印刷製本　図書印刷株式会社

ISBN978-4-89831-608-5